Sutor • Kayser

Der kleine Schulter-Coach

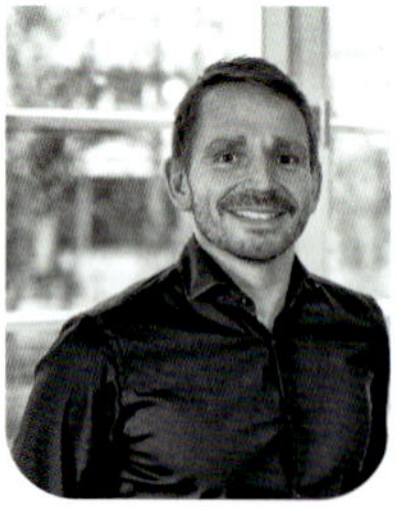

Volker Sutor ist Sport- und Physiotherapeut. Er ist Inhaber der Therapiezentren »Gesundheitsrondell« (www.gesundheitsrondell.de) und lebt in Cleebronn. Als Mitbegründer der Weiterbildungsfirma DIGOTOR (Fortbildungen für Orthopädische Medizin und Manuelle Therapie) unterrichtet er seit über 20 Jahren Therapeuten und Ärzte im In- und Ausland (www.digotor.info).

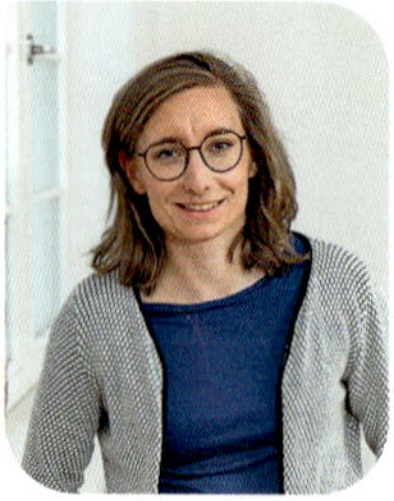

Saskia Kayser ist Physiotherapeutin und arbeitet seit über fünf Jahren im Therapiezentrum »Gesundheitsrondell« am Standort Brackenheim. Dort betreut sie schwerpunktmäßig Patienten aus dem orthopädischen, sportphysiotherapeutischen und neurologischen Bereich. Außerdem unterrichtet sie Orthopädie, Rheumatologie und Traumatologie in der Sporttherapeutenausbildung an der Gluckerschule Kornwestheim und schreibt Artikel für die Fachzeitschrift »physiopraxis«.

Volker Sutor

Saskia Kayser

Der kleine Schulter-Coach

Die besten Übungen bei Schulterschmerzen

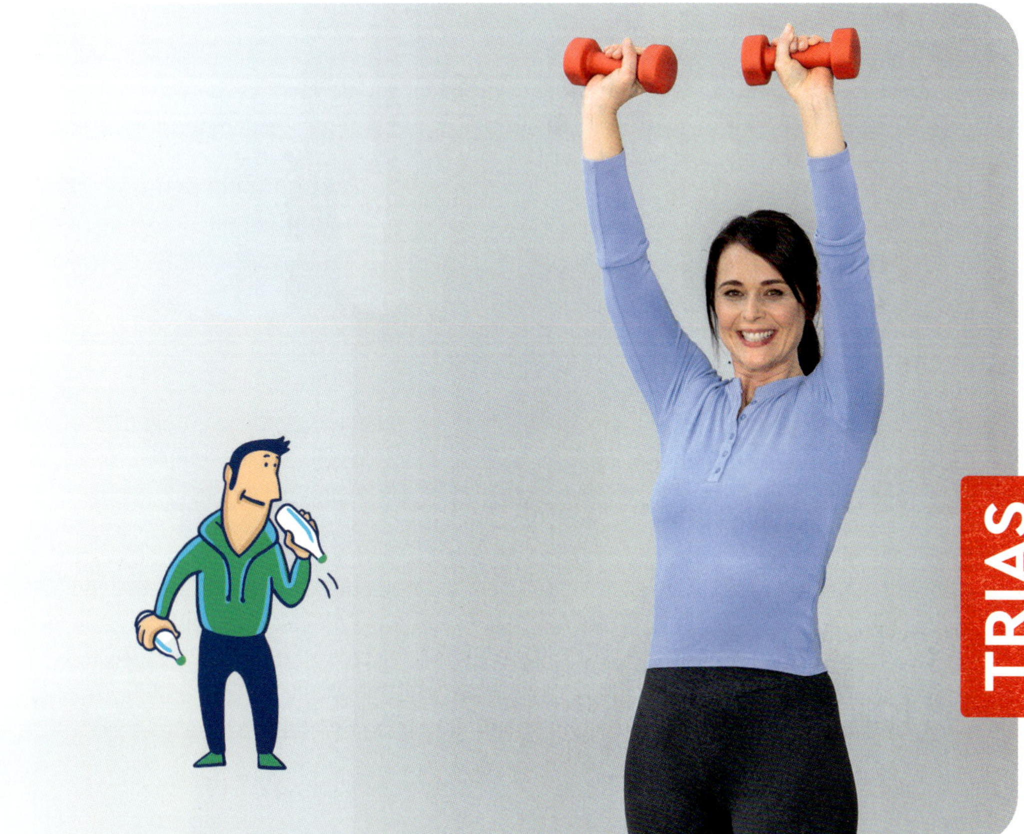

TRIAS

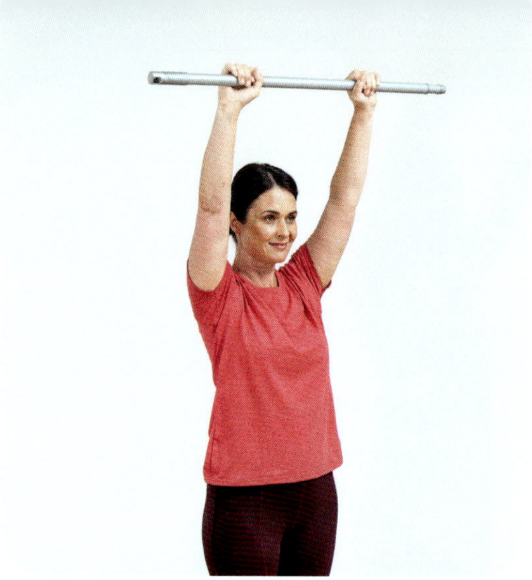

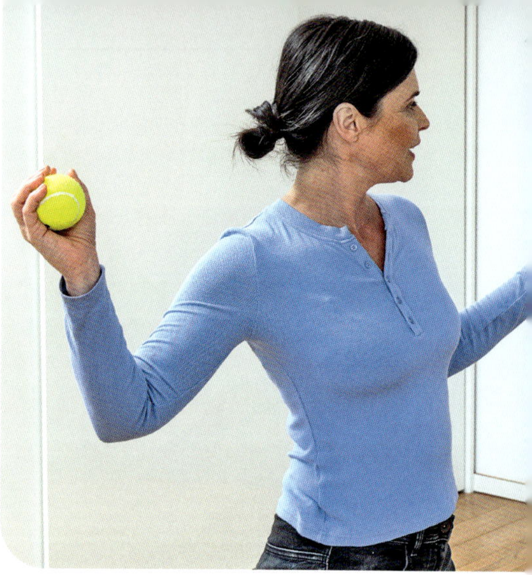

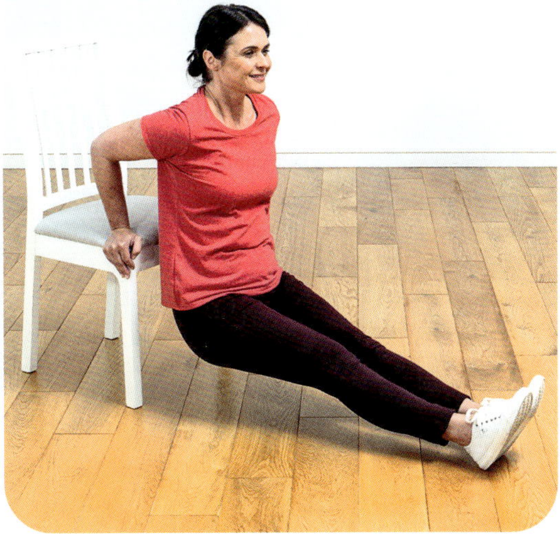

Exkurse

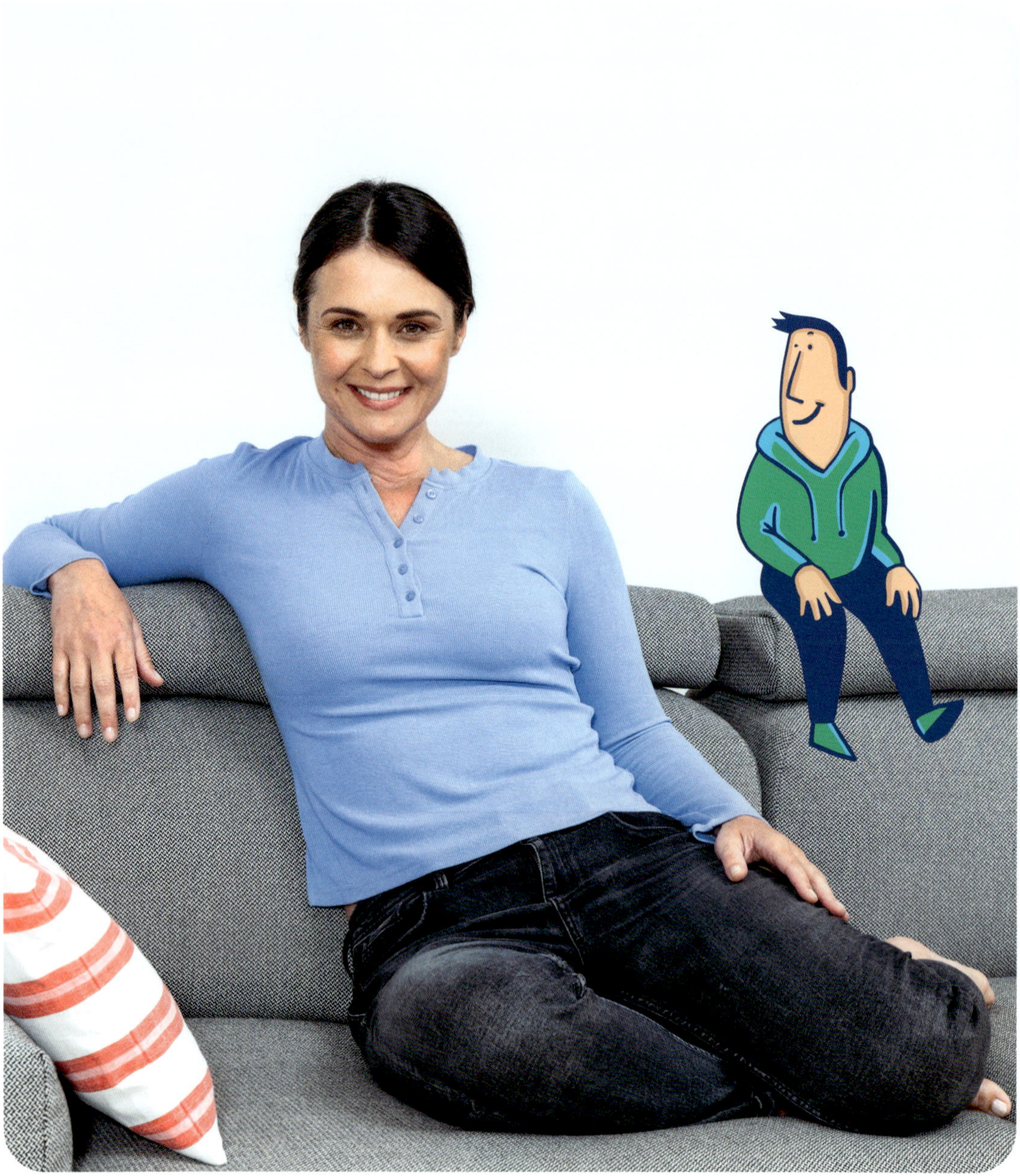

Liebe Leserin, lieber Leser,

egal, ob wir etwas hochheben, eine Jacke anziehen oder sportlich aktiv sind – wir brauchen unsere Schulter ständig. Derzeit hat jedoch schätzungsweise jeder Fünfte Schwierigkeiten mit ihr. Der kleine Schulter-Coach unterstützt Sie durch wertvolle Tipps und Tricks dabei, Ihre Schulterprobleme langfristig zu überwinden.

Erfahren Sie in diesem Buch, wie die Schulter funktioniert und warum sie so häufig Beschwerden macht. Verstehen Sie, warum es zu Schulterproblemen kommen kann und wie Sie diese selbst positiv beeinflussen können.

Wer seine Beschwerden nachhaltig in den Griff bekommen möchte, muss oft langfristig seinen Lebensstil verändern und konsequent trainieren. Der kleine Coach gibt Ihnen Anregungen, wie Sie sich dafür motivieren können. Testen Sie, wie fit Ihre Schulter ist und wo Ihre Potenziale liegen. Entdecken Sie darauf basierend die für Sie passenden Übungen.

Die Empfehlungen und Übungen in diesem Buch sind für die Akutsituation geeignet und bis zur Rückkehr in den Sport. Je weiter Sie im Übungsprogramm vorankommen, desto anspruchsvoller werden die Übungen. Sie können sie direkt in Ihr Leben integrieren, da alle mit alltäglichen Gegenständen machbar sind. Das Trainingstagebuch erlaubt es Ihnen, Ihre Fortschritte langfristig zu verfolgen.

Werden Sie selbst aktiv!

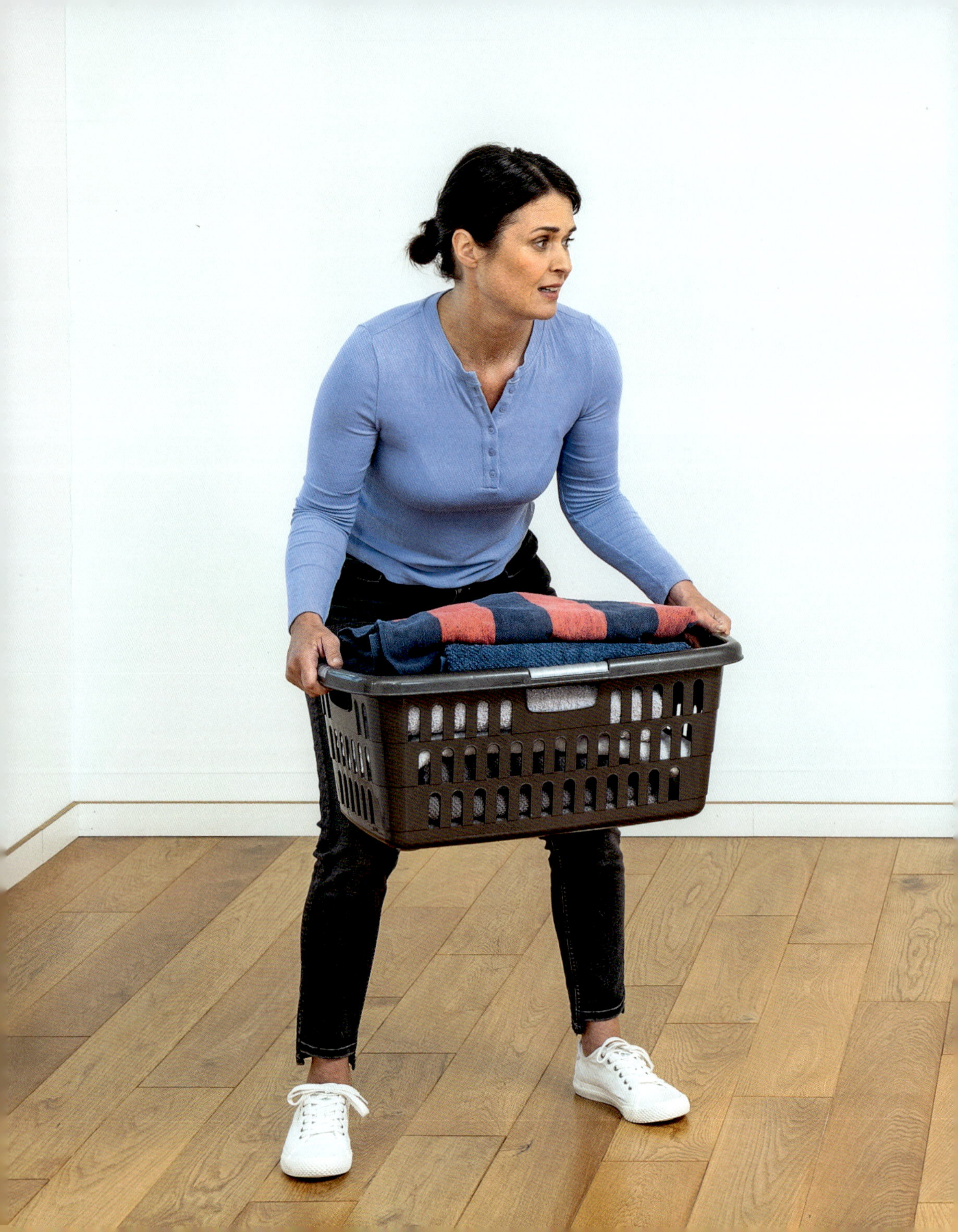

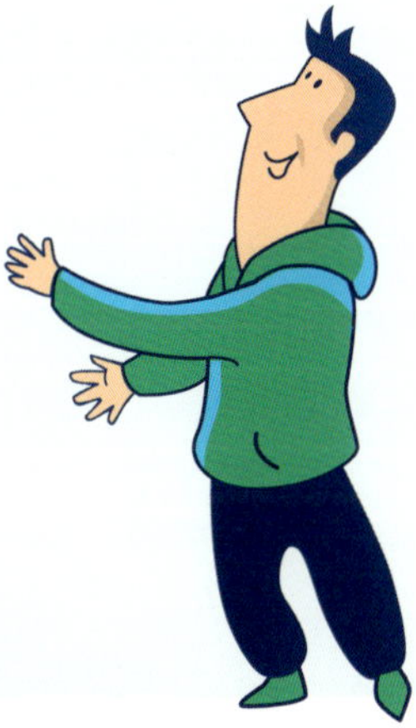

Hintergründe von Schulterbeschwerden

Wie kommt es zu Schmerzen in der Schulter? In diesem Kapitel erfahren Sie, wie die Schulter aufgebaut ist und was die Ursachen von Schulterbeschwerden sein können.

Sie sind nicht allein!

Schulterbeschwerden sind weit verbreitet. Ursachen und Symptome sind vielfältig und können sich unterscheiden. Die Probleme im Alltag schränken die Betroffenen fast immer am meisten ein.

Sie glauben, nur Sie allein haben Schulterbeschwerden? Das ist keineswegs der Fall! Wenn Sie mal genauer darüber nachdenken, fallen Ihnen bestimmt einige Bekannte ein, die ähnliche Probleme haben. Denn Schulterbeschwerden sind nach Schmerzen im unteren Rücken und im Knie wahrscheinlich das dritthäufigste Problem des menschlichen Bewegungsapparats. Derzeit hat schätzungsweise jeder Fünfte Schwierigkeiten mit der Schulter. Davon werden 30 bis 40 Prozent der Rotatorenmanschette zugeschrieben. Mit der Rotatorenmanschette sind die Sehnen und Muskeln der Schulter gemeint. Im Kapitel »Aufbau und Funktion der Schulter« (Seite 15) wird das genauer erklärt.

Unterschiede gibt es bei der Ausprägung der Schulterprobleme: Welche konkreten Beschwerden auftreten, wie sie sich mit der Zeit entwickeln und wie lange sie anhalten, variiert von Person zu Person stark. Beschwerden können akut auftauchen und bereits nach wenigen Tagen wieder verschwinden. Sie können aber auch langfristig anhalten. Etwa die Hälfte der Betroffenen hat selbst nach sechs Monaten noch Probleme.

Wer ist hauptsächlich betroffen?

Frauen leiden allgemein häufiger unter Schulterproblemen als Männer, das Alter spielt eine untergeordnete Rolle. Ob jung oder alt, Schulterschmerzen können grundsätzlich in jedem Lebensalter auftreten. Zwar sind mit zunehmendem Alter in bildgebenden Verfahren wie Röntgen oder MRT immer mehr Auffälligkeiten nachweisbar, dennoch leiden ab dem 65. Lebensjahr immer weniger Menschen an Schulterschmerzen. Die Beschwerden der Betroffenen können also nicht ausschließlich über die Bildgebung erklärbar sein.

Menschen, die viel über Kopf arbeiten, wie z. B. Maler oder Logistiker, und Personen in Überkopfsportarten wie Volleyball oder Handball, sind tendenziell häufiger von Schulterproblemen betroffen. Es spielt also auch eine Rolle, welchen Beruf jemand ausübt oder wie die Freizeitgestaltung aussieht. Es gibt aber noch viel mehr Risikofaktoren. Wer beispielsweise aus einem Land mit einem hohen Einkommen kommt, hat ebenfalls eine größere Wahrscheinlichkeit, Schulterprobleme zu entwickeln. Hier ist auch ein Zusammenhang mit dem westlichen Lebensstil zu beobachten.

Probleme im Alltag

Für viele Menschen steht bei Schulterbeschwerden zunächst die ärztliche Diagnose im Vordergrund. In diesem Zusammenhang fallen häufig die Begriffe »Impingement«, »Schleimbeutelentzündung« oder »Arthrose«. Sie geben den Problemen einen Namen. Auch werden die individuellen Beschwerden häufig auf Schmerzen reduziert. Doch die persönlichen Probleme sind in der Regel vielschichtiger.

Wer beispielsweise zu unbeweglich oder schwach ist, hat im Alltag Schwierigkeiten bei sämtlichen Tätigkeiten. Ist die Schulter steif, kann schon das Anziehen einer Jacke zur Herausforderung werden. Ein sehr schwacher Arm macht es beinahe unmöglich, die Spülmaschine auszuräumen. Dadurch sind Betroffene im Alltag ständig auf Hilfe angewiesen. Zudem können sie oft nur noch eingeschränkt am gesellschaftlichen Leben teilhaben: Wer z. B. auf einen Rollator angewiesen ist, sich aber nicht abstützen kann, muss auf seinen Spaziergang oder den wöchentlichen Kaffeeklatsch verzichten. Persönliche Kontakte zu anderen Menschen werden weniger.

Jede Person ist anders und hat einen anderen Alltag. Ob Beruf, Freizeitgewohnheiten, das soziale Umfeld … all diese Faktoren beeinflussen maßgeblich, welche Anforderungen unsere Schulter tagtäglich meistern muss und inwieweit uns die Beschwerden einschränken. Ein Bauarbeiter wird beispielsweise aufgrund von Schulterproblemen eher berufsunfähig als jemand, der im Büro arbeitet.

Wann ist ein Besuch in der Arztpraxis angesagt?

Schulterbeschwerden sind in der Regel zunächst kein Grund zur Sorge und noch seltener ein Grund für einen sofortigen Besuch beim Arzt oder bei der Ärztin. Meist steckt kein ernsthaftes Problem dahinter. Es gibt jedoch einige Fälle, die Sie medizinisch abklären lassen sollten, sie sind im Kasten aufgeführt.

Tritt bei Ihnen eines oder mehrere dieser Symptome auf, bedeutet das nicht automatisch, dass Sie unter einer schlimmen Erkrankung leiden. Es können aber Hinweise auf mögliche Probleme sein, denen Training allein nicht gerecht wird. Daher ist eine ärztliche Abklärung hier unbedingt erforderlich. Tritt keines dieser Symptome bei Ihnen auf, ist das ein gutes Zeichen und Sie können direkt mit den Übungen beginnen.

Bildgebende Verfahren

Bei bildgebenden Verfahren handelt es sich um Untersuchungen, die meist nicht in den Körper eingreifen und die das Ziel haben, Strukturen des Körpers in einem Bild darzustellen. Dabei gibt es große Unterschiede in der Genauigkeit, bei der Belastung für den Körper und bei den Kosten.

Zu den bildgebenden Verfahren gehören unter anderem Ultraschall, Röntgen, Computertomografie (CT), Magnetresonanztomografie (MRT), Angiografie und Thermografie.

Wann sind bildgebende Verfahren notwendig?

Dies ist eine schwierige und fachlich immer wieder diskutierte Frage, die sich an dieser Stelle nicht umfassend darstellen lässt.

Für eine Diagnose ist es immer wichtig, das Gesamtbild (Befragung und körperliche Untersuchung sowie notwendige weiterführende Untersuchungen) zu betrachten. Eine reine Beurteilung der Problematik anhand von bildgebenden Verfahren ist bei Schulterbeschwerden nicht angebracht.

So wurde an Personen mit einseitigen Schulterschmerzen auf beiden Seiten ein MRT durchgeführt und dieses von Radiologen beurteilt. Auf den Bildern waren bei einem großen Anteil der Personen an beiden Seiten Veränderungen zu sehen. Die Radiologen konnten in den meisten

Schulterschmerzen abklären lassen

In diesen Fällen ist eine medizinische Abklärung der Schulterschmerzen wichtig:

- zunehmende unerklärliche Verschlechterung der Probleme
- vorausgegangener Unfall oder Sturz
- akuter nicht aushaltbarer Schmerz
- akuter Verlust der Bewegungsfähigkeit
- sichtbare Fehlstellung
- Rötung, Fieber, allgemeines Unwohlsein
- offene Wunde oder vorhergehende Operation
- kein Zusammenhang der Schmerzen mit Bewegung und Belastung, keine Besserung durch Ruhe
- Verschlechterung der Schmerzen bei körperlicher Anstrengung oder Atemwegsbelastung
- Schmerzen, die mit Magen-Darm-Problemen einhergehen
- vorhergehende Krebserkrankung, Nachtschweiß, unerklärlicher Gewichtsverlust und/oder Müdigkeit, unerklärliche Masse, Schwellung oder Formveränderung
- unerklärliche Taubheit oder unerklärliche Schwäche

Fällen nicht sicher sagen, welche Seite aktuell Beschwerden macht.

Was sagt uns dieses Ergebnis? Es sagt uns auf keinen Fall, dass bildgebende Verfahren überflüssig sind. Man sollte sich aber vor solchen Untersuchungen genau überlegen, welches Ziel man damit verfolgt. Bildgebende Verfahren sind oft teuer und nicht immer kurzfristig verfügbar. Unnötige Untersuchungen führen zu hohen Kosten und fehlenden Ressourcen für notwendige Untersuchungen.

Grundsätzlich sollte eine Ärztin oder ein Arzt immer individuell entscheiden, ob ein bildgebendes Verfahren notwendig ist. Es gibt jedoch ein paar Anhaltspunkte, die helfen können, eine Entscheidung zu treffen. Folgende klinische Zeichen können Hinweise darauf geben, dass zur weiteren Abklärung bildgebende Verfahren eingesetzt werden sollten:

- Trauma mit Schmerz und Schwäche
- schnelle Zunahme von Schmerzen, Schwäche und Sensibilitätsverlust
- sichtbare Schwellung oder äußere Veränderung
- Rötung, Fieber, Schüttelfrost, heiße und geschwollene Gelenke
- keine Verbesserung der Beschwerden trotz konsequenter 3- bis 6-monatiger konservativer Therapie (Medikamente, Physiotherapie etc.)

Aufbau und Funktion der Schulter

Dank unserer Schultern können wir unsere Arme in verschiedenste Richtungen abspreizen und drehen. Somit ist die Schulter das beweglichste Gelenk unseres Körpers.

Die Schulter liegt in direkter Nachbarschaft zur Brust- und Halswirbelsäule, zu den Rippengelenken und zum Ellenbogen. Spricht man im Volksmund von der Schulter, dann meint man in der Regel das Schultergelenk. Dieses befindet sich zwischen Oberarmkopf und Schulterblatt. Es ist in den Schultergürtel eingebettet und kann ohne diesen nicht reibungslos funktionieren.

Der Schultergürtel

Der Schultergürtel besteht aus vier Gelenken:

- Schultergelenk
- Gelenk zwischen Schlüsselbein und Schulterblatt (Schultereckgelenk)
- Gelenk zwischen Schlüsselbein und Brustbein
- Verschiebeschicht zwischen Schulterblatt und Rumpf

Das perfekte Zusammenspiel all dieser Bereiche ist die Basis für eine bewegliche, aber gleichzeitig auch stabile Schulter.

Das Schultergelenk

Das Schultergelenk ist ein Kugelgelenk. Es besteht, wie der Name schon sagt, aus einer Kugel (dem Oberarmkopf) und einer Pfanne am Schulterblatt. Es ist deshalb so beweglich, weil der Oberarmkopf nur etwa zur Hälfte von der Schulterpfanne bedeckt wird.

Knochen, Knorpel und Bänder

Die Gelenkflächen im Schultergelenk liegen am Oberarmkopf und der Schulterpfanne. Sie sind wie in jedem anderen Gelenk mit Gelenkknorpel überzogen. Da sich im ganzen Gelenkinnenraum Synovialflüssigkeit (im Volksmund Gelenkschmiere) befindet, reiben die Knorpelflächen bei Bewegung und Belastung nicht aneinander, sondern gleiten aneinander vorbei.

Die Gelenkkapsel ist eine bindegewebige Schicht um das Schultergelenk und pro-

Das Schultergelenk

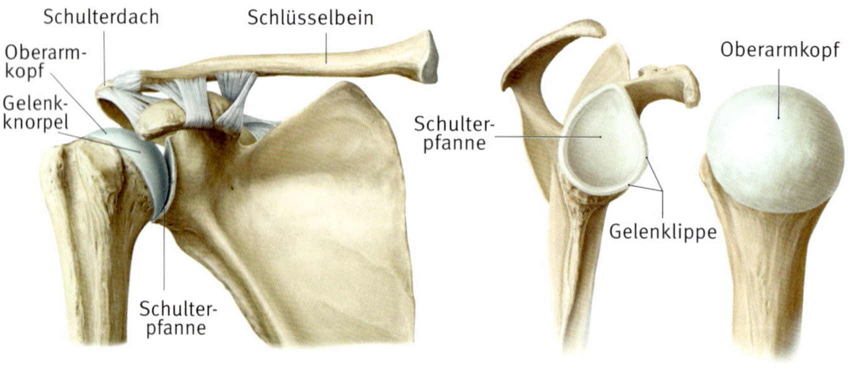

Schünke M, Schulte E, Schumacher U. PROMETHEUS LernAtlas, Grafiken: Voll M, Wesker K; Thieme; 2022

duziert die Synovialflüssigkeit. Diese verteilt sich durch Bewegung im Gelenk und ernährt den Gelenkknorpel. Der Knorpelstoffwechsel wird zudem über Druck und Zug stimuliert. Somit ist Bewegung und Belastung auch für den Knorpelerhalt und -aufbau unerlässlich.

Durch ihre Gelenkform ist die Schulter sehr instabil. Daher gibt es verschiedene Strukturen – passive Mechanismen –, die dafür sorgen, dass der Oberarmkopf bei Schulterbewegungen in der Pfanne bleibt.

Der Kapsel-Band-Apparat: Die Bänder um das Schultergelenk sind eng mit der Gelenkkapsel verflochten und bilden gemeinsam den Kapselbandapparat. Diese Struktur ist bei einem Gelenk maßgeblich für die Stabilisierung verantwortlich. Allerdings ist der Kapsel-Band-Apparat der Schulter im Vergleich mit dem in anderen Gelenken nur schwach ausgebildet.

Die Gelenklippe: Auf der Schulterpfanne befindet sich nicht nur Gelenkknorpel, sie wird auch von einer knorpeligen Gelenklippe umrahmt. Diese vergrößert die Kontaktflächen der Gelenkpartner.

Unterdruck im Gelenkinnenraum: Im Schultergelenk besteht ein Unterdruck, sodass der Oberarmkopf an die Schulterpfanne gezogen wird.

Muskeln und Sehnen

Die beschriebenen passiven Mechanismen reichen nicht aus, um den Oberarmkopf zuverlässig an seinem Platz zu halten. Damit er korrekt in der Pfanne positioniert ist, wenn wir die Arme bewegen, ist ein adäquates Zusammenspiel der Schultermuskulatur essenziell notwendig. Damit sind insbesondere die Rotatorenmanschette, der Deltamuskel und die Schulterblattmuskulatur gemeint.

Rotatorenmanschette: Die vier Muskeln M. supraspinatus, M. infraspinatus, M. subscapularis und M. teres minor haben ihren Ursprung am Schulterblatt, die Sehnen der Muskeln umschließen den Oberarmkopf wie eine Manschette. Sie drehen den Arm in der Schulter nach innen bzw. außen und bilden die sogenannte Rotatorenmanschette. Diese zentriert das Schultergelenk bei sämtlichen Armbewegungen.

Deltamuskel: Bei vielen Impfungen wird die Spritze in den Deltamuskel gesetzt. Er ist der größte Schultermuskel und verläuft dreiecksförmig vom Schulterblatt über das Schultergelenk bis zum Oberarm. Der Deltamuskel wird hauptsächlich zum Heben des Armes benutzt und zentriert das Schultergelenk während der Armbewegung.

Schulterblattmuskulatur: Damit die Zusammenarbeit zwischen Schultergelenk, Schultergürtel, Hals- und Brustwirbelsäule gelingt, ist auch eine gute Stabilisierung des Schulterblatts am Rumpf wichtig. Je kontrollierter das Schulterblatt auf dem Oberkörper gehalten und bewegt wird, desto besser ist auch das Schultergelenk zentriert.

Warum die Schulter so häufig Probleme macht

Warum ist ausgerechnet die Schulter so anfällig und macht so vielen Menschen Probleme? Dafür gibt es unterschiedliche Erklärungsansätze. Beim Großteil der Betroffenen liegt eine Kombination aus verschiedenen Faktoren vor.

Die Rotatorenmanschette

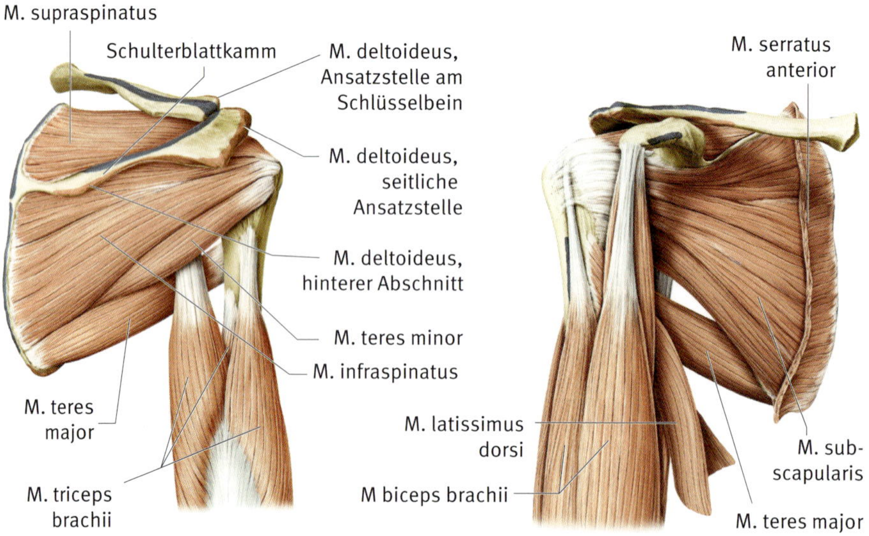

Schünke M, Schulte E, Schumacher U. PROMETHEUS LernAtlas, Grafiken: Voll M, Wesker K; Thieme; 2018

Mechanische Faktoren

Schulterprobleme sind häufig mit zu viel oder zu einseitiger Belastung der Schulter assoziiert: Wie im Kapitel »Aufbau und Funktion der Schulter« (Seite 15) beschrieben, kann die Schulter durch die Gelenkform und den Kapselbandapparat nur sehr schlecht stabilisiert werden. Deshalb ist sie auf ausreichende Kraft und Beweglichkeit sowie auf ein gutes Zusammenspiel der Schultermuskulatur angewiesen. Doch genau dies ist aufgrund mangelnder und einseitiger Bewegung oft nicht gewährleistet.

Zudem hat die Schulter viele Nachbargelenke. Hat jemand Schwierigkeiten in den umliegenden Gelenken der Schulter, so muss die Schulter die fehlende Funktion dieser Gelenke kompensieren und wird dadurch selbst mehr belastet.

Die weit verbreiteten Beschwerden der Halswirbelsäule stehen häufig auch mit Schulterproblemen in Zusammenhang und können oft nur schwierig voneinander unterschieden werden.

Bei Überkopf- oder Wurfsportarten wird die Schulter stark belastet. Hier werden die Arme vermehrt über Schulterhöhe bewegt und beispielsweise beim Tennis wirkt eine hohe Kraft auf die Schulter ein. Beim Werfen muss die Schultermuskulatur einerseits perfekt koordiniert werden, andererseits muss die Schulter nicht nur Defizite von Nachbargelenken, sondern auch die von Beinen und Rumpf ausgleichen.

Lebensstil

Es wäre jedoch zu kurz gedacht, nur die mechanischen Faktoren zu betrachten. Jede Schulter gehört zu einem Menschen. Wir sehen kein einzelnes Gelenk, sondern eine Person. Alles, was Einfluss auf diese hat, kann in Zusammenhang mit den Schmerzen stehen.

So hat in Deutschland fast die Hälfte der Beschäftigten einen Bürojob. In der Freizeit findet gerade mal jeder Zweite einen sportlichen Ausgleich. Kommen dann noch schlechte Angewohnheiten des westlichen Lebensstils wie eine unausgewogene Ernährung, gestörter Schlaf oder Rauchen hinzu, begünstigt das Übergewicht und viele weitere Systemerkrankungen. Diese stehen wiederum mit chronischen Entzündungen im ganzen Körper in Zusammenhang und sorgen dafür, dass akute Verletzungen schlechter heilen.

Schmerzen entstehen im Gehirn

In diesem Zusammenhang darf nicht vergessen werden, dass Schmerzen im Gehirn und nicht am Verletzungsort entstehen. Wir haben keinen »Schmerznerv« in der Schulter. Stattdessen erhält unser Gehirn verschiedenste Infos über den Zustand unseres Gewebes. Unter Abwägung vieler Faktoren wie Kontext, Vorerfahrungen oder Emotionen entscheidet unsere Denkzentrale dann, ob ein potenziell gefährlicher Reiz uns Schmerzen empfinden lässt oder nicht.

Daher können wir beispielsweise enorme Schmerzen empfinden, wenn wir nachts unter Schulterschmerzen leiden, im Bett liegen und eigentlich schlafen möchten. Befinden wir uns allerdings in einer Gefahrensituation und laufen gerade vor einem Löwen davon, nehmen wir dieselben Schulterschmerzen vermutlich nicht einmal wahr, obwohl wir bei jedem Schritt den Arm nach vorne und hinten mitbewegen. Übrigens leiden in Deutschland immer mehr Menschen an psychischen Erkrankungen und sind aus diesem Grund prädestiniert für chronische Schmerzen.

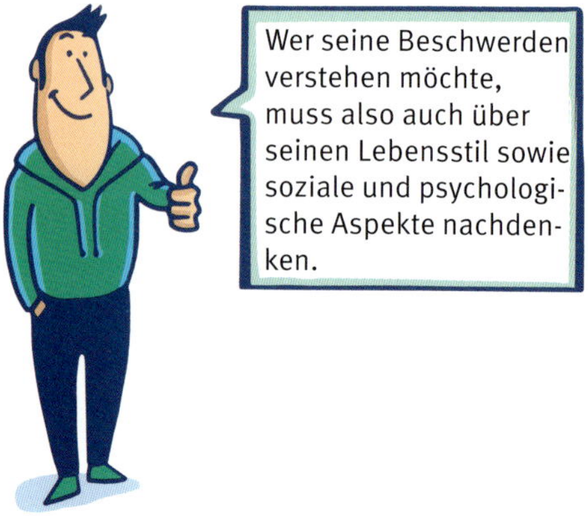

Krankheitsbilder

Das Beschwerdebild ähnelt sich, auch die Behandlung ist oft die gleiche. Trotzdem gibt es unterschiedliche Auslöser von Schulterschmerzen, die häufig auch in Kombination auftreten.

Bei den meisten Menschen mit Schulterbeschwerden treten Schmerzen, Schwäche und Bewegungseinschränkungen in unterschiedlichen Kombinationen auf. Typischerweise sind das Heben und Außenrotieren des Armes schmerzhaft, was im Alltag große Probleme bereitet. Dieses Beschwerdebild kann verschiedene Auslöser haben, die häufig nicht voneinander unterschieden werden können. Unabhängig von der konkreten strukturellen Veränderung ist die Therapie jedoch häufig ohnehin dieselbe.

Schulterimpingement

Seit den 1970er-Jahren wird häufig vom Impingement gesprochen. Der Begriff kommt aus dem Englischen und bedeutet übersetzt »Zusammenstoß«. Das war früher passend: Die Ursache von Schulterschmerzen vermutete man darin, dass durch knöcherne Veränderungen in der Schulter zu wenig Platz ist. Folglich klemmen beim Heben des Armes die Sehnen und Schleimbeutel in der Schulter ein. Mit jeder Bewegung und Belastung

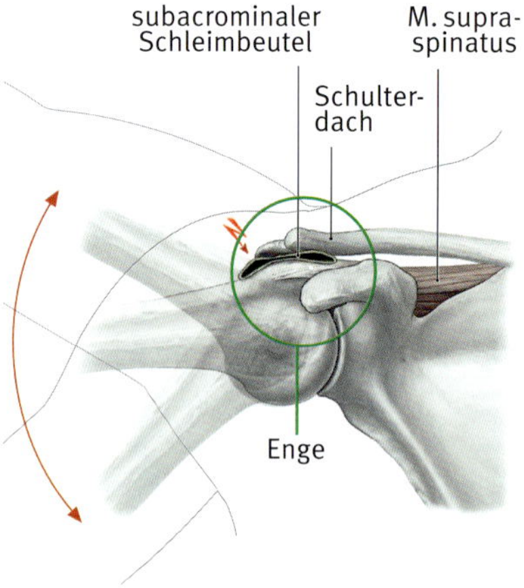

Impingement der Schulter

über Kopf werden sie noch mehr gereizt. Diese Vorstellung ist für viele Betroffene einleuchtend und zugleich beängstigend. Häufig sehen sie eine Operation, in der wieder Platz geschaffen wird, als einzigen Ausweg. Nichtoperative und viel schonendere Möglichkeiten wie Verhaltensanpassungen und Training erscheinen sinnlos, da diese auch nicht mehr Platz schaffen können und die ohnehin schon entzündete Schulter durch mehr Belastung noch mehr gereizt wird.

Diese Einklemmungstheorie konnte jedoch nie bestätigt werden – im Gegenteil: Verglichen mit gesunden Menschen haben Betroffene nur vereinzelt weniger Platz in der Schulter. Und wenn es tatsächlich enger ist, entsteht die Enge häufig durch verdickte Sehnen sowie durch knöcherne Veränderungen.

Sehnenentzündung (Tendinopathie)

Wie oben beschrieben, setzt sich die Rotatorenmanschette aus verschiedenen Muskeln zusammen, die in einer Sehnenkappe münden, die wiederum das Schultergelenk umfasst. Der Begriff Tendinopathie setzt sich zusammen aus »tendo« (lat. für »Sehne«) und »pathie« (griech. für »Krankheit, Leiden«). Eine Tendinopathie ist also eine Sehnenerkrankung. Diese kann sowohl akut als auch chronisch auftreten.

Wie entsteht eine Sehnenentzündung?

Wenn die Sehnen überfordert sind, entzünden sie sich. Hält die Überforderung an, kann die Entzündung chronisch werden. Für eine Sehnenentzündung gibt es mehrere Ursachen:

Die Sehnen sind »angeschlagen«, weil die Schulter zu wenig benutzt wird. Davon betroffen sind z.B. Menschen, die sich grundsätzlich zu wenig bewegen und belasten oder deren Arm wegen einer anderen Verletzung eine Zeit lang ruhiggestellt war. Diese unfitten Sehnen halten die normale Belastung nicht mehr aus.

Gesunde Sehnen werden überlastet. Wenn man eine Tätigkeit nicht regelmäßig ausführt, ist die Schulter das nicht gewöhnt. So überlastet es die Sehnen, wenn man z.B. einmal im Jahr Schnee schippt, Bäume schneidet oder die Decke streicht.

Entzündete Sehnen sind weniger belastbar. Werden sie zeitnah wieder belastet, können sie sich nicht ausreichend erholen. Dadurch werden sie geschädigt und sind noch unfitter als zuvor. Erfolgt dann die nächste Belastung, beginnt der Kreislauf von vorne.

Wie kann ich den Teufelskreis unterbrechen?

Idealerweise behandeln Sie eine akute Tendinopathie und verhindern so, dass die Entzündung chronisch wird. Es gibt jedoch auch verschiedene Möglichkeiten, eine chronische Tendinopathie in den Griff zu bekommen.

Die »richtige Belastung« finden

Um eine Sehnenentzündung in den Griff zu bekommen, ist in erster Linie eine adäquate Belastung wichtig. Allein durch Ruhe und Schonen wird eine Sehne nicht fitter. Die Sehne darf also nicht zu wenig, aber auch nicht zu stark belastet werden. Einerseits reduziert sich der Schmerz durch Ruhe zunächst, bei erneuter Belastung kommt er aber tendenziell sogar noch früher zurück. Andererseits beschleunigt eine Überlastung den Entzündungskreislauf und schädigt dadurch die Sehnen nachhaltig.

Für eine optimale Heilung, und um die Folgen des Nichtgebrauchs zu minimieren, bewegen und belasten Betroffene ihre Schulter also so viel wie möglich, aber keinesfalls zu viel. Eine gute Orientierung bietet das STAR-Schulter-Modell (Seite 40). Geben Sie Ihrer Schulter die Belastung, die sie gerade tolerieren kann.

Selbst aktiv werden

Langfristig ist ein regelmäßig durchgeführtes und langsam schwerer werdendes

Übungsprogramm unabdingbar. Allerdings ist hier Geduld gefragt! Sehnen sind, verglichen mit anderen Gewebearten, schlecht durchblutet. Daher reagiert eine chronisch entzündete Sehne nur sehr langsam mit Verbesserungen auf das Training. Rein passive Maßnahmen wie z. B. Ultraschall, Laser und Spritzen können die Belastbarkeit der Sehnen nicht nachhaltig verbessern. Das soll aber keinesfalls heißen, dass diese Maßnahmen nicht sinnvoll sind oder nicht durchgeführt werden dürfen! Sie sollten allerdings nur in Kombination mit aktiven Übungen angewandt werden.

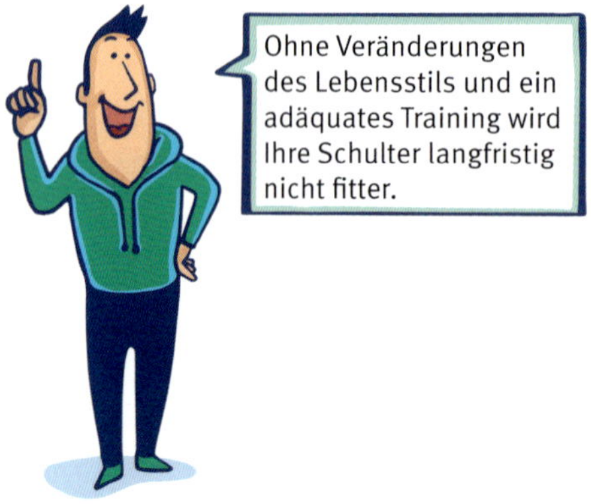

Rotatorenmanschettenriss (-ruptur)

Bei einer Rotatorenmanschettenruptur sind entweder einzelne, mehrere oder alle vier Sehnen der Rotatorenmanschette eingerissen oder komplett gerissen. Die Sehne des Supraspinatus reißt mit Abstand am häufigsten, gefolgt von der Infraspinatussehne. Alle vier Sehnen reißen nur sehr selten komplett ab.

Aber wie kann eine Sehne überhaupt reißen? Bei jungen und gesunden Menschen kann die Rotatorenmanschette z. B. durch einen schweren Sturz auf den ausgestreckten Arm oder im Rahmen einer ausgekugelten Schulter reißen. Ältere Menschen und Personen, die ihre Schulter beruflich oder sportlich stark beanspruchen (z. B. Schreiner oder Schwimmer), haben häufig vorgeschädigte Sehnen. Diese sind nicht mehr so strapazierbar wie gesunde Sehnen. Hier reißt die Rotatorenmanschette oft bereits bei Lappalien wie dem Anheben eines schweren Werkzeugkoffers. Übrigens bleibt eine Rotatorenmanschettenruptur häufig auch unbemerkt.

Eine Operation ist nicht immer erforderlich

Betroffene befürchten oft, dass sie langfristig große Probleme haben werden und die Sehnen operativ zusammengenäht werden müssen. Doch das ist nicht unbedingt der Fall! Durch ein gezieltes Training übernehmen häufig langfristig andere Muskeln die Funktion der gerissenen Sehnen. Obwohl die Sehnen rein durch Training nicht mehr zusammenwachsen können, klagen sehr viele Betroffene verblüffenderweise langfristig kaum noch über Beschwerden und sind mit dem Behandlungsergebnis zufrieden. Bei einer konservativen Therapie sollte trotzdem immer Folgendes im Hinterkopf behalten werden: Ist nach drei bis sechs Monaten Trainingstherapie das Ergebnis nicht zufriedenstellend, muss eine Operation in Erwägung gezogen werden.

Schleimbeutelentzündung (Bursitis)

Schleimbeutel sind, wie ihr Name auch sagt, schleimige Strukturen, die sich an Körperstellen mit viel Reibung befinden. Sie dienen als Gleitschicht für die unterschiedlichen Gewebe und reduzieren dadurch die Reibung bei Bewegung.

Der subacromiale Schleimbeutel ist der größte des menschlichen Körpers. Er befindet sich zwischen dem Schulterdach (in der Fachsprache »Acromion«), dem Deltamuskel und den Sehnen der Rotatorenmanschette. Schleimbeutelentzündungen können allein oder in Kombination mit Erkrankungen der Rotatorenmanschette auftreten.

RMASS

Da die bisher genannten Krankheitsbilder klinisch ohnehin kaum voneinander zu trennen sind und sich die konservative Behandlung nicht unterscheidet, wurde 2016 für die genannten Bezeichnungen der Überbegriff »Rotatorenmanschetten-assoziierter Schulterschmerz« (RMASS) eingeführt. Er schließt nicht nur Beschwerden mit den Muskeln und Sehnen der Rotatorenmanschette mit ein, wie die Bezeichnung nahelegt. Sondern er umfasst auch die sie umgebenden Strukturen, wie Schleimbeutel, Knochen, Bänder, Kapsel, Nerven und Gefäße. Mit rotatorenmanschettenassoziierten Schmerzen sind also alle Probleme gemeint, die mit den Strukturen in und um das Schultergelenk assoziiert sind.

Typisch für diese Probleme sind Schmerzen beim Anheben und Außenrotieren des Arms, eine vorherige Über- oder Fehlbelastung sowie ein allgemein schlechter Umgang mit Belastungen. Damit sind zwei Verhaltensweisen gemeint:

- Betroffene bemerken ihre Beschwerden zwar, aber nehmen sie nicht ernst. Sie ignorieren die Symptome und machen weiter wie zuvor.
- Betroffene bewerten ihre Beschwerden über. Sie spüren ständig in sich hinein und unterlassen jede Tätigkeit, bei der sie auch nur ein kleines Zwicken in der Schulter bemerken.

Ein gutes Übungsprogramm als Therapie der Wahl

Schulterprobleme werden von enorm vielen Faktoren beeinflusst. Diese »Treiber« (Seite 33) werden noch genauer erläutert. Für viele Betroffene ist es frustrierend, dass daher häufig keine genaue strukturelle Diagnose gestellt werden

Operation ja oder nein?

Um einzuschätzen, ob Sie von einer OP profitieren würden, kann folgendes Scoring helfen:

- ☐ Schulterschmerzen bei Überkopfaktivitäten
- ☐ Anhaltende Symptome über mehr als sechs Monate
- ☐ Nach einer Spritze verbessern sich die Symptome für mehr als eine Woche
- ☐ Die Symptome halten trotz Physiotherapie an oder kehren wieder
- ☐ Die Schulter-Innenrotation vor dem Körper bleibt schmerzhaft
- ☐ In der Bildgebung können Veränderungen zwischen dem Schulterdach und dem Oberarmkopf nachgewiesen werden

Auswertung:

5 oder 6 Punkte: Nach einer OP ist ein gutes Ergebnis zu erwarten.

3 oder 4 Punkte: Sie profitierten eventuell von der OP.

1 oder 2 Punkte: Das Ergebnis ist nicht vorhersagbar.

kann. Der Therapieplan basiert oft lediglich auf einer differenzierten Vorstellung, welche Faktoren bei der Entstehung der Schulterprobleme des Einzelnen eine Rolle spielen könnten.

Allerdings ist eine konkrete strukturelle Diagnosestellung erst einmal nicht notwendig, da sich die konservative Therapie an den individuellen Defiziten und Zielen der Betroffenen orientiert. Erst wenn nach drei bis sechs Monaten nicht das gewünschte Ergebnis erreicht wurde, sollte eine Operation in Erwägung gezogen werden. Ein strukturiertes Übungsprogramm ist in jedem Fall die wichtigste Intervention und wirkt häufig genauso gut wie eine Operation.

Schultergelenksarthrose (Omarthrose)

Neben den beschriebenen Beschwerden, die sich unter rotatorenmanschetten-assoziierten Schulterschmerzen zusammenfassen lassen, gibt es eine weitere verbreitete Diagnose: Arthrose.

Wenn sie die Diagnose Arthrose hören, sind viele Menschen entsetzt. Das Bild vom verschlissenen Gelenk löst das Gefühl von Hilflosigkeit aus, viele haben Angst vor einem künstlichen Gelenk. Erfahren Sie hier, warum das in den seltensten Fällen berechtigt ist.

Die Arthrose ist die häufigste nicht entzündliche Gelenkerkrankung des menschlichen Körpers. Aktuell sind in Deutschland über 20 Prozent der Frauen und über 10 Prozent der Männer betroffen. Es wird erwartet, dass diese Zahlen in Zukunft weiter steigen werden. Doch woher kommt der Arthrose-Tsunami? Einerseits wird unsere Gesellschaft immer älter. Andererseits hat es mit unserem Lebensstil zu tun: Viele Menschen bewegen sich viel zu wenig und essen gleichzeitig zu viel und zu ungesund.

Ursachen

Der Volksmund setzt die Arthrose mit »Gelenkverschleiß« gleich. Häufig wird propagiert, dass Knorpel und Knochen durch das Alter oder zu viel Belastung abgerieben werden und dadurch abgenutzt sind. Dann »reibt Knochen auf Knochen«. Doch das wird der komplexen Erkrankung nicht gerecht.

Diese Vorstellung vergleicht den menschlichen Körper eher mit einer Maschine, die viel benutzt wird, wodurch mit der Zeit einzelne Teile verschleißen und dann müssen Ersatzteile her. So einfach ist es aber nicht. Im Gegenteil, der Mensch ist anpassungsfähig: Wenn der Körper belastet wird, passt er sich an und wird strapazierbarer. Belastet man seinen Körper jedoch nicht (mehr), so passt er sich auch an die fehlende Belastung an und wird empfindlicher. Dadurch führen Tätigkeiten, die vorher kein Problem waren, plötzlich zu Schmerzen und Entzündungen.

Daher sind von einer Arthrose hauptsächlich Menschen betroffen, denen Bewegung und Belastung fehlt, also z.B. Schreibtischtäter, die keinerlei Ausgleichssport machen. Das heißt aber nicht, dass es nicht auch ein Zuviel an Belastung gibt. Auch beispielsweise Leistungssport, bei dem die notwendigen Erholungszeiten nicht eingehalten werden, führt langfristig häufig zu einer Arthrose. Entscheidend ist also ein ausgeglichenes Verhältnis zwischen Be- und Entlastung.

Der Arthrose-Eisberg

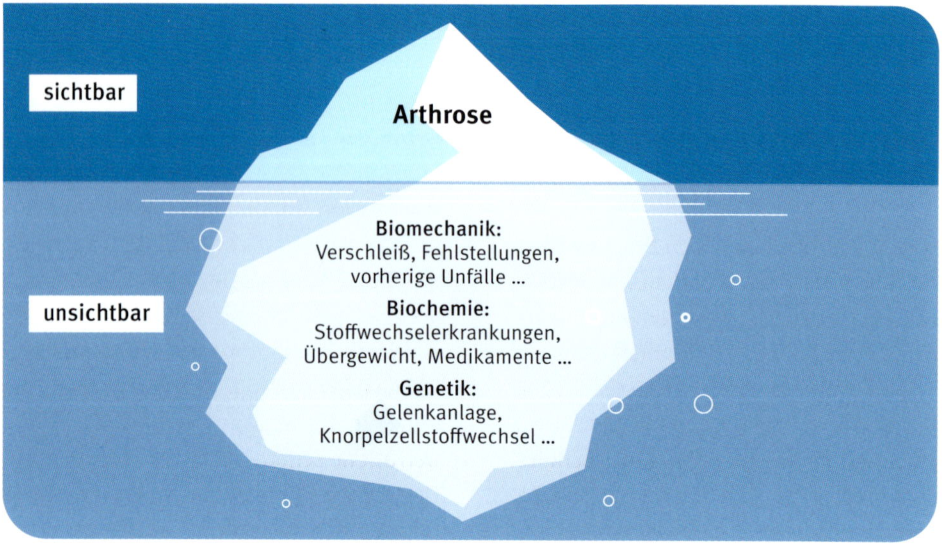

Viele – auch unsichtbare – Faktoren

Letztlich gibt es aber noch viel mehr Faktoren, die zusammenspielen müssen, damit eine Arthrose entsteht. Die symptomatische Arthrose ist nur die sichtbare Spitze des Eisbergs. Sie ist kein reiner Verschleiß, sondern entsteht durch das Aufeinandertreffen vielfältiger Faktoren. Diese können wir zum Teil nachhaltig beeinflussen. Das Ziel der Behandlung hauptsächlich auf die Reduktion des Knorpelabbaus zu legen ist deshalb nicht notwendig.

Symptome

Kommen wir zur Omarthrose, der Arthrose des Schultergelenks (griech. »omos« = »Schulter«). Wird eine Omarthrose diagnostiziert, sagt das nichts darüber aus, wie es den Betroffenen tatsächlich geht. Im Frühstadium schmerzt die Schulter typischerweise nur nach langer, intensiver und ungewohnter Belastung. Betroffene berichten z. B., dass sie lange im Garten gearbeitet, bei einem Umzug geholfen oder Schnee geschippt haben. Eine fortgeschrittene Arthrose kann aber auch mit starken körperlichen Beeinträchtigungen einhergehen: Die Schulter schmerzt bei sämtlichen Alltagsaufgaben oder sogar nachts und in Ruhe. Dadurch können Betroffene beispielsweise kaum noch schmerzfrei eine Jacke anziehen, etwas aus einem Schrank holen oder durchschlafen. Schmerzen bei der Arbeit oder dem Lieblingshobby erschweren das Leben in vielerlei Hinsicht. Sie schränken auch die sozialen Kontakte ein und beeinträchtigen die Lebensqualität erheblich. Typisch für eine Schulterarthrose ist auch, dass sich das betroffene Gelenk vor allem morgens bis zu eine Stunde lang steif anfühlt und grundsätzlich langsam immer unbeweglicher wird.

Der Teufelskreis

Weil viele Betroffene Angst haben, dem verschlissenen Gelenk noch mehr zu schaden, benutzen sie den betroffenen Arm im Alltag immer weniger. Es entsteht ein Teufelskreis, denn gerade ein arthrotisch verändertes Gelenk braucht eigentlich unbedingt Bewegung und Belastung. Infolge der fehlenden Benutzung nehmen Belastbarkeit, Kraft, Koordination und Beweglichkeit der Schulter stetig ab. So wird die Schulter durch immer einfachere Tätigkeiten überlastet und entzündet sich. Betroffene schonen ihren Arm dann noch mehr. Der Kreislauf beginnt von vorn.

Therapie

In erster Linie ist eine ausführliche Aufklärung notwendig. Zur Basis einer effektiven Arthrose-Behandlung gehören hauptsächlich drei Bausteine:

Optimierung der Schulterbelastung: Im Alltag und beim Sport sollte durch längere Pausen, kürzere Belastungszeiten oder eine andere Bewegungsausführung die Belastung der Schulter insgesamt reduziert werden.

Regelmäßiges Training: Mit einer symptomatischen Arthrose gehen neben Schmerzen auch Muskelschwäche und eine schlechte Koordination einher. Hier gibt es kein besseres Gegenmittel als ein sich langsam steigerndes Training. Zudem hemmt das Training den Knorpelabbau und dämpft die Entzündungsprozesse.

Gewichtsabnahme bei Bedarf: Übergewicht belastet die Gelenke. Jedes Kilo weniger auf der Waage hilft auf dem Weg zur Schmerzfreiheit, weil dadurch einerseits Entzündungen im Körper zurückgehen und andererseits weniger Gewicht auf den Gelenken lastet.

Eine sinnvolle Therapie orientiert sich immer an den persönlichen Defiziten und ist individuell auf die Betroffenen zugeschnitten. Reichen die drei Bausteine der Basisbehandlung nicht aus, um die Symptome zu lindern, so kann auch auf Medikamente, Hilfsmittel und passive Therapien wie z. B. Stoßwellen oder Spritzen zurückgegriffen werden. Nur wenige Betroffene benötigen am Ende tatsächlich einen Gelenkersatz. In dem Buch »Der kleine Arthrose-Coach« (Seite 142) erfahren Sie mehr darüber, wie Sie selbst bei einer Arthrose tätig werden können.

Faktoren, die Schulterschmerzen beeinflussen

Personen mit ähnlichen Veränderungen in bildgebenden Verfahren haben oft ganz unterschiedliche Beschwerden. Das Treibermodell hilft dabei, dies zu erklären.

Scheinbar vergleichbare Veränderungen in bildgebenden Verfahren haben häufig unterschiedliche Auswirkungen. Das ist für Betroffene oft schwer nachzuvollziehen. Um dies zu erklären, hilft ein Blick darauf, wie die Beschwerden entstehen. Weiter vorn wurde schon beschrieben, dass Schmerzen im Kopf entstehen (Seite 20), und das ist nur ein Aspekt, der eine Rolle spielt. Ein multidimensionaler Blick auf die Entstehung von Beschwerden ist nötig.

Das biomechanische Denkmodell reicht nicht aus

Schmerzen, Bewegungseinschränkungen und Funktionsdefizite im Alltag haben meist verschiedenste Ursachen. Trotzdem geben Betroffene, aber auch medizinische Dienstleister häufig eine einzige mechanische Ursache an. Es werden Muskeln, Faszien, Bänder, Knochen, Nerven oder andere bindegewebige Strukturen für die Beschwerden verantwortlich gemacht.

Das entspricht aber nicht den aktuellen Forschungsergebnissen.

Schon lange ist bekannt, dass ein solches rein biomedizinisches bzw. biomechanisches Denkmodell nicht ausreichend ist, um die Komplexität von Schmerzen und anderen Beschwerden zu erklären. Selbst die Weltgesundheitsorganisation (WHO) hat schon in den 80er-Jahren auf dieses Problem hingewiesen. Diese rein mechanische Betrachtungsweise führt nachweislich zu falschen Behandlungsansätzen und schlechteren Behandlungsergebnissen. Leider ist aktuell nicht zu erkennen, dass von dieser Art der Betrachtung abgewichen wird. So findet man im Internet immer mehr sehr einfache mechanische Erklärungsmodelle für Beschwerden, die oft zum Ziel haben, etwas zu verkaufen und durch wenig Eigenaktivität der Betroffenen eine Lösung herbeizuführen.

Das Treibermodell

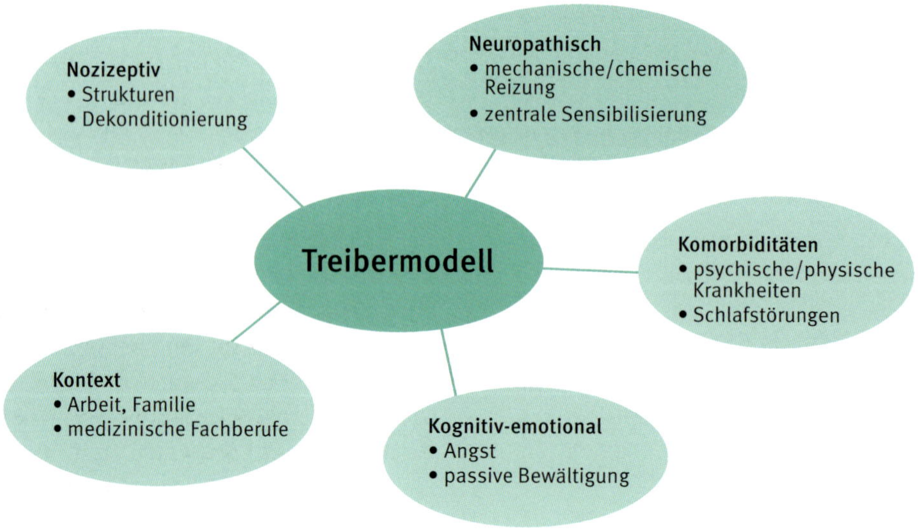

Das Treibermodell – fünf Einflussbereiche

Um Beschwerden besser zu verstehen und zu behandeln, ist das Treibermodell hervorragend geeignet. Es beschreibt fünf Bereiche, die Einfluss auf ein Beschwerdebild haben. Dieses primär theoretische Modell wurde entworfen, um einen mehrdimensionalen Überblick über alle Faktoren zu geben, die Schmerzen und Einschränkungen des Bewegungsapparats verursachen bzw. beeinflussen können.

Die fünf Bereiche des biopsychosozialen Erklärungsmodells können »Treiber« für die Entstehung von Schmerzen und Beschwerden sein. Damit gibt das Modell einen umfangreicheren Einblick in die Ursachen und damit auch die Behandlungsansätze von Beschwerden.

Die fünf Bereiche sind:

- nozizeptive Treiber
- neuropathische Treiber
- Komorbiditätstreiber
- kognitiv-emotionale Treiber
- Kontexttreiber

Nozizeptive Treiber

Nozizeptoren sind Gefahrenmelder. Diese können mechanische, chemische und thermische Reize ans Gehirn melden. Das Gehirn entscheidet dann, ob die Reize als Schmerz empfunden werden. Zu den nozizeptiven Treibern zählen strukturelle Veränderungen und Verletzungen von Strukturen, welche Nozizeptoren, aber keine neuralen Strukturen enthalten. (Bänder, Kapsel, Muskulatur etc.).

Therapeutisch gibt es hier eine Vielzahl von Behandlungsansätzen, die versuchen, diese Treiber positiv zu beeinflussen. Gerade gezielte Bewegung bzw. Training scheint einen relevanten Einfluss auf die Heilung dieser Strukturen zu haben. Eine langsam ansteigende Belastung erweist sich dabei oft als zielführend. Rein passive Behandlungsmethoden sind dauerhaft nicht geeignet, um Verbesserungen herbeizuführen.

Neuropathische Treiber

Neuropathische Treiber sind Schädigungen oder Sensibilisierungen des zentralen oder peripheren Nervensystems. Die Unterscheidung zu rein nozizeptiven

Treibern ist wichtig, da das langfristige Ergebnis ein anderes sein wird. So haben Betroffene mit neuropathischen Schmerztreibern grundsätzlich eine schlechtere Prognose. Diese Treiber können über eine ausführliche neurologische Untersuchung ein- bzw. ausgeschlossen werden.

Komorbiditätstreiber

Zu den Komorbiditätstreibern gehören das Vorliegen von physischen und mentalen/psychischen Begleiterkrankungen.

Zu den physischen Begleiterkrankungen, die einen Einfluss auf die Prognose und auf die Behandlung haben, zählen Diabetes mellitus, rheumatische Erkrankungen, kardiovaskuläre Erkrankungen, starkes Übergewicht etc. Einige dieser Erkrankungen lassen sich gut durch gezielte Bewegungs- und Ernährungsprogramme positiv beeinflussen.

Zu den psychischen Begleiterkrankungen zählen Angststörungen und Depressionen. Diese Erkrankungen müssen von einem Experten diagnostiziert und behandelt werden.

Weiter gehören Rauchen und Ein- und Durchschlafstörungen zu den beinflussbaren Faktoren. Gerade diese beiden Faktoren zeigen einen deutlichen Einfluss auf die Prognose von Gelenkbeschwerden. Bei Auffälligkeiten sollten diese unbedingt in die Behandlung einbezogen bzw. behandelt werden.

Je weniger Komorbiditäten vorliegen, desto besser ist die Prognose für eine Besserung der Beschwerden.

Kognitiv-emotionale Treiber

Bei kognitiv-emotionalen Treibern handelt es sich um den Einfluss des Denkens und des Fühlens der Betroffenen. Wie geht ein Mensch mit seinen Beschwerden um? Ignoriert er die Schmerzen und versucht alles so zu machen wie bisher? Oder bewegt er sich vor lauter Angst kaum mehr und vermeidet Bewegungen, die von selbsternannten Experten als gefährlich oder ungesund bezeichnet wurden? Verschiedene Fachbegriffe beschreiben ein solch fehlerhaftes Verhalten.

Passiver Bewältigungsstil: Die Person bringt sich nicht unterstützend in die

Behandlung ein. Sie macht selbst keine Übungen, sondern will meist nur passiv mit Massagen oder anderen Techniken behandelt werden.

Angst-Vermeidungs-Verhalten: Aus Angst, etwas falsch zu machen, versucht die Person jede schmerzhafte Bewegung zu vermeiden. Dies nicht nur kurzfristig in der Entzündungsphase, sondern auch langfristig.

Katastrophisierung: Die Person denkt an die schlimmsten Folgen, die ihr Problem haben könnte (z. B. Operation, nie wieder Sport oder Arbeitsunfähigkeit), obwohl der aktuelle Zustand darauf noch gar keine Hinweise gibt.

Gutes Wissen über Schmerz ist hier ein Schutzfaktor. Dazu ist die Internetseite der Non-Profit-Organisation Retrain-Pain (Seite 143) zu empfehlen, welche über den richtigen Umgang mit Schmerz aufklären möchte. Auf dieser Seite sind mehrere einfache Präsentationen zu finden, welche die Problematik akuter und chronischer Schmerzen erklären.

Kontexttreiber

Kontexttreiber sind Faktoren des sozialen und beruflichen Umfelds der Betroffenen. Soziale Faktoren, welche das Therapieergebnis beeinflussen können, sind unter anderem: die Familie, das medizinische Fachpersonal, Zugang zu Rehabilitation, Versicherungsleistungen etc. Insbesondere die Kommunikation innerhalb der Familie und der Gesundheitsdienstleister spielen eine entscheidende Rolle bei der Entstehung von »Glaubenssätzen« hinsichtlich der Therapie. So können vor allem negativ formulierte Äußerungen z. B. vom Arzt oder von der Ärztin dazu führen, dass Betroffene einen mehr passiven Lösungsansatz wählen.

Das berufliche Umfeld betreffende Faktoren haben einen nicht unerheblichen Einfluss auf das Ergebnis der Therapie und die Rückkehr an den Arbeitsplatz. Zu diesen Faktoren gehören unter anderem die Arbeitszufriedenheit, Anerkennung bei der Arbeit, subjektives Stressgefühl, subjektive Bewertung der körperlichen Belastung durch die Arbeit, Gesetzgebung hinsichtlich des Umgangs mit Krankschreibungen und die Möglichkeit, den Arbeitsplatz selbst zu beeinflussen.

Umgang mit Schmerzen

Schulterschmerzen sind nicht gleich Schulterschmerzen. Um einzuschätzen, welche Belastung Ihnen guttut, sollten Sie wissen, wie empfindlich Ihre Schulter ist.

Wie inzwischen sicher deutlich geworden ist, sind Schulterschmerzen grundsätzlich nichts Ungewöhnliches. Auch können sich die Ursachen zwar unterscheiden, aber die Basisbehandlung – regelmäßige Bewegung und Belastung – ist für alle die gleiche.

Die Übungen in diesem Buch sind für alle geeignet, die unter Schulterschmerzen leiden. Treffen die unter »Wann ist ein Besuch in der Arztpraxis angesagt?« (Seite 12) genannten Kriterien nicht auf Sie zu, können Sie direkt damit starten. Vorab sollten Sie sich jedoch damit befassen, was Ihre Schulter aushalten kann, wie Sie mit den Schmerzen umgehen und in welcher Intensität Sie am besten üben.

Gezielte Bewegung und Belastung

Grundsätzlich mindert Ruhe die Symptome bei Schulterproblemen nicht dauerhaft – das gilt für die meisten Beschwerden am Bewegungsapparat. Lediglich bei akuten Entzündungen lindert Schonung kurzfristig die Beschwerden. Langfristig sind gezielte Bewegung und Belastung, unabhängig vom konkreten Krankheitsbild, das Mittel der Wahl. Wer sich zu lange schont, muss damit rechnen, dass die Schulter auf Dauer immer weniger belastbar wird. Damit nehmen die Schmerzen zu und die Leistungsfähigkeit des ganzen Armes nimmt gleichzeitig ab. Daher stehen in diesem Buch die Übungen im Vordergrund.

Besonderer Fall: Muskelkater

Muskelkater kennt fast jeder. Es ist normal, dass Ihr Körper reagiert, wenn Sie mit neuen Übungen starten oder die Schwierigkeit steigern. Die Muskulatur, die Sie beim Training beansprucht haben, schmerzt. Oft fühlen Sie sich schwächer, unbeweglicher, haben eine höhere Muskelspannung, Schwellungen und sind auch in benachbarten Gelenken etwas eingeschränkt. Typischerweise tritt Muskelkater ein bis drei Tage nach der Belastung auf, frühestens aber nach sechs Stunden. Spätestens nach sieben Tagen sind die Beschwerden wieder verschwunden.

Muskelkater ist kein Grund zur Sorge

Muskelkater ist eine normale körperliche Reaktion auf ungewohnte Belastungen und kein Warnsignal. Es handelt sich um kleinste Verletzungen der Muskulatur, wodurch sich das Gewebe zunächst entzündet. Muskulatur und Faszien können dabei nicht voneinander unterschieden werden.

Das klingt für Sie erst einmal nicht so gut? Wie auch Schmerz ist das Wort Entzündung für viele sehr negativ behaftet. Aber nur durch Entzündungsprozesse kann sich Gewebe an Belastung anpassen und somit dauerhaft belastbarer werden. Muskelkater ist also grundsätzlich ein gutes Zeichen. Es zeigt Ihnen, dass das Training wirkt. Trotzdem ist es nicht sinnvoll, mit Muskelkater weiterhin zu trainieren. Ihre Muskeln müssen sich auch wieder erholen.

Schmerzen während des Trainings und danach

Es ist in Ordnung, wenn Sie Ihre Schulter während des Trainings und danach etwas spüren. Die Übungen sind für Ihre Schulter neu und deshalb ungewohnt. Geben Sie nicht gleich auf! Das erste Ziehen und Zwicken verschwindet bei neuen Übungen häufig bereits nach ein paar Wiederholungen. Ein angeschlagenes Gewebe ist zudem empfindlicher, daher ist es normal, dass es auf ungewohnte Bewegung und Belastung reagiert. Und genau das ist für die Heilung langfristig notwendig. Durch die Übungen soll Ihre Schulter trainiert und besser belastbar werden. Dafür muss sich das Gewebe anpassen und daher muss das Training intensiv genug sein. Werfen Sie nicht gleich das Handtuch. Trauen Sie sich etwas zu!

Übertreiben Sie es aber auch nicht. Führt ein Training zu anhaltenden Schmerzen oder nehmen diese dadurch stark zu, dann ist die Trainingsintensität zu hoch. Die Schmerzampel hilft Ihnen einzuschätzen, wie viel Sie sich bedenkenlos zumuten können.

Die Schmerzampel

Viele, die dauerhaft unter Schmerzen leiden, fragen sich, wie viel Schmerz beim Training in Ordnung ist. Eher vorsichtige Menschen zögern bereits beim ersten Zwicken und lassen dann das Training aus Angst vor einer Verschlimmerung der Beschwerden lieber sein. Eher übermütige Personen erwarten von einem guten Training, dass es schmerzt. Sie beißen bei den Übungen die Zähne zusammen, bis sie die Schmerzen wirklich gar nicht mehr aushalten können. Beide Verhaltensweisen sind nicht sinnvoll. Für all diese Menschen eignet sich die Schmerzampel.

Mit der Schmerzampel schätzen Sie Ihre aktuelle Schmerzintensität ein, und zwar vor und nach dem Training und einen Tag nach dem Training.

Vor dem Training
Schätzen Sie Ihre aktuelle Schmerzintensität auf einer Skala von 0 bis 10 ein. 0 steht dabei für keinen Schmerz, 10 steht

Die Schmerzampel

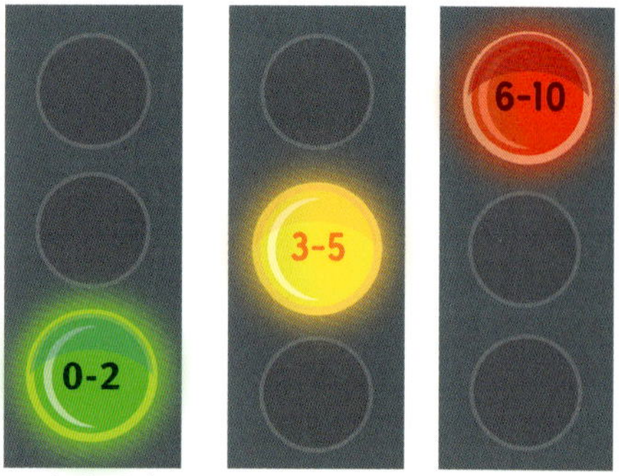

0 = kein Schmerz 10 = unerträglicher Schmerz

für einen unerträglichen Schmerz, wegen dem Sie ins Krankenhaus müssen.

Der Schmerz liegt unter 3: Der grüne Bereich ist immer akzeptabel. Sie können sich im Training Ihr normales Pensum zutrauen. Vielleicht können Sie es sogar noch etwas erschweren?

Der Schmerz liegt zwischen 3 und 5: Der gelbe Bereich ist erst einmal auch in Ordnung. Während des Trainings sollte der Schmerz aber nicht auf über 5 steigen.

Der Schmerz liegt über 5: Im roten Bereich ist Vorsicht geboten. Im Training dürfen Sie nur Übungen durchführen, die den Schmerz verbessern oder zumindest nicht verschlimmern.

Während des Trainings

Während des Trainings soll Ihr Schmerz insgesamt nicht mehr als 2 Punkte zunehmen. Starten Sie also mit einem Wert von 2, so darf er bis zum Trainingsende höchstens auf 4 hochwandern. Über 5 sollte er durch das Training nie steigen.

Ampelcheck

Überlegen Sie sich vor dem Training, wie stark Ihr Schmerz maximal werden darf und ob das letzte Training in Ordnung war. Könnten Sie sich vielleicht auch mehr zutrauen?

Vor dem Training

Aktuell liegt mein Schmerz bei einem Wert von: ______________________

Das heißt, er darf höchstens steigen auf (max. 2 mehr, aber nicht höher als 5):

____

Kann ich mir heute im Training alles zutrauen? ☐ ja ☐ nein

Am Morgen nach dem Training:

Aktuell liegt mein Schmerz bei einem Wert von: ______________________

War das Training dann in Ordnung (gleicher Wert wie vor dem Training oder weniger)? ☐ ja ☐ nein

Ein Tag nach dem Training

Im Verlauf darf der Schmerz zudem nicht schlimmer werden. Das heißt, der Schmerz muss am Tag nach dem Training wieder auf dem Niveau von vor dem Training sein: Wenn Sie heute mit einem Wert von 3 mit den Übungen beginnen, darf Ihr Schmerz morgen früh höchstens bei 3 liegen.

Wie empfindlich ist meine Schulter?

Traditionellerweise basiert die Diagnose bei Schulterbeschwerden auf Veränderungen, die in der Bildgebung nachweisbar sind. Abweichungen von der Norm gelten dann als krankhaft, obwohl sie häufig schon viel länger bestehen als die Probleme der Betroffenen. Für viele ist dieses Vorgehen plausibel. Allerdings zeigen immer mehr Studien, dass strukturelle Schäden oft nicht in Verbindung mit den Problemen der Betroffenen stehen. Daher empfehlen aktuelle Leitlinien, die Diagnose zunächst auf Basis der Gewebeirritierbarkeit und der individuellen Defizite zu stellen. Mit Irritierbarkeit ist gemeint, dass die Schulter empfindlich und leicht reizbar ist.

STAR-Schulter-Modell

STAR ist eine Abkürzung für Staged Algorithm for Rehabilitation (übersetzt etwa: Stufenweise Vorgehensweise in der Rehabilitation). Anhand des Klassifikationssystems kann die Irritierbarkeit der Schulter eingeschätzt werden. Daraus werden dann direkte Konsequenzen abgeleitet. Denn um nach einer Entzündung oder Verletzung wieder fit zu werden, müssen Betroffene ihre Schulterbelastung systematisch steigern. Wie das genau aussieht, orientiert sich unter anderem an der Belastbarkeit des Gewebes. Das STAR-Schulter-Modell kann grundsätzlich bei allen Schultererkrankungen eingesetzt werden. Es soll die strukturelle Diagnostik keinesfalls ersetzen, sondern lediglich ergänzen.

Das Modell kennt drei Stufen der Irritierbarkeit der Schulter. Diese können Sie mit einem entsprechenden Test (Seite 41) auch selbst bestimmen und Ihr Training danach ausrichten.

Test: Wie irritierbar ist Ihre Schulter?

Kreuzen Sie die Aussagen an, die auf Sie zutreffen.

Schätzen Sie Ihre durchschnittliche Schmerzintensität auf einer Skala von 0 bis 10 ein: 0 = kein Schmerz, 10 = schlimmster Schmerz, den Sie sich vorstellen können.
Im Durchschnitt liegt meine Schmerzintensität bei ...

☐ a) über 6
☐ b) 4 bis 6
☐ c) unter 4

Wann tritt Ihr Schmerz auf?

☐ a) Ich habe permanent Schmerzen, auch in Ruhe und nachts.
☐ b) Ich habe abhängig von Bewegung und Belastung und vor allem am Ende meiner Beweglichkeit immer wieder Schmerzen.
☐ c) Ich bin fast schmerzfrei.

Können Sie aus reiner Muskelkraft Ihren Arm selbst so weit anheben, wie Sie ihn auch mithilfe der anderen Hand anheben können?

☐ a) Ich kann meinen Arm selbst kaum bewegen. Wenn ich mit der anderen Hand nachhelfe, geht es viel weiter.
☐ b) Ich kann meinen Arm ganz gut selbst bewegen, aber bis ans Bewegungsende komme ich noch nicht.
☐ c) Ich kann meinen Arm ganz anheben. Selbst beim Dehnen komme ich kaum weiter.

Wie groß sind Ihre Einschränkungen im Alltag?

☐ a) Ich bin bei fast allen Alltagstätigkeiten auf Hilfe angewiesen.
☐ b) Viele Alltagstätigkeiten sind für mich nur mit Mühe oder gar nicht möglich.
☐ c) Alltagstätigkeiten machen mir keine Probleme mehr, beim Sport bin ich aber noch nicht voll einsatzfähig.

Auswertung

Wie empfindlich ist Ihre Schulter?
Überwiegend a) angekreuzt:
Sie haben eine hohe Irritierbarkeit.
Überwiegend b) angekreuzt:
Sie haben eine mittlere Irritierbarkeit.
Überwiegend c) angekreuzt:
Sie haben eine niedrige Irritierbarkeit.

Was das für Sie bedeutet, erfahren Sie auf den folgenden Seiten.

Ursachen der Empfindlichkeit

Wenn die Schulter verletzt, ruhiggestellt oder entzündet ist, wird sie reizbarer und empfindlicher. Dadurch lösen bereits geringe Belastungen, die vorher kein Problem waren, Schmerzen aus. Und das ist auch gut so! Denn unser Gewebe ist nun angeschlagen und nicht mehr so strapazierbar. Ohne ein Warnsignal, dass unsere Grenze erreicht ist, würden wir uns verletzen.

Hohe Irritierbarkeit der Schulter

Der Test (Seite 41) hat ergeben, dass Sie eine hohe Irritierbarkeit der Schulter haben. Das bedeutet, dass Ihr Gewebe sehr empfindlich und damit auch schlecht belastbar ist. Das ist z. B. in den ersten Tagen nach einem Unfall oder einer OP der Fall. Diese Entzündung ist wichtig für die Heilung und wird durch zahlreiche Faktoren wie Belastung, Durchblutung, Alter, Trainingsstatus, Stress, Übergewicht, Begleiterkrankungen, Medikamente, Genussmittel sowie die Ernährung beeinflusst.

PEACE and LOVE

»PEACE and LOVE« – mit diesen Akronymen können Sie sich die Empfehlungen bei einer hohen und mittleren Gewebeempfindlichkeit gut merken. Bei hoher Irritierbarkeit ist PEACE angesagt. Dadurch bewahren Sie Ihr Gewebe vor einer erneuten Verletzung und schaffen die idealen Bedingungen für die Heilung.

PEACE beinhaltet:

P = Protect = Schutz

E = Elevate = Hochlagern

A = Avoid = Vermeiden von Entzündungshemmern und Kälte, wenn möglich

C = Compression = Kompression

E = Education = Aufklärung

P = Protect = Schutz

Gönnen Sie Ihrem Körper die notwendige Ruhe, bis die akuten Entzündungszeichen abklingen und Ihre Schmerzen zurückgehen. Fahren Sie die Belastung zurück und bewegen Sie Ihre Schulter lediglich im schmerzfreien oder -armen Bereich. Das heißt aber keinesfalls, dass Sie Ihre

Schulter nun Tage und Wochen in einer Schlinge ruhigstellen und auf dem Sofa liegen sollen. Denn eine längere Inaktivität beeinträchtigt die Heilung und Gewebequalität genauso wie ein Zuviel an Belastung.

Doch wie viel Belastung ist zu viel und wie viel gerade richtig? Für diese Einschätzung können Sie die Schmerzampel (Seite 38) anwenden oder die Hauttemperatur messen.

Mit dem Thermometer die Heilung verfolgen

Für die Temperaturmessung können Sie ein Infrarotthermometer oder ein Fieberthermometer für das Ohr verwenden. So gehen Sie vor:

1. Ziehen Sie Ihr Shirt aus, sodass beide Schultern frei sind und warten Sie acht Minuten. Ansonsten kann Ihre Kleidung die Temperaturmessung verfälschen.
2. Suchen Sie mit dem Thermometer die wärmste Stelle Ihrer schmerzenden Schulter. Dies ist der Ort mit der größten Entzündung.
3. Messen Sie die Temperatur an der gleichen Stelle an der anderen Schulter.

Die Temperaturdifferenz zwischen betroffener und gesunder Seite spiegelt das

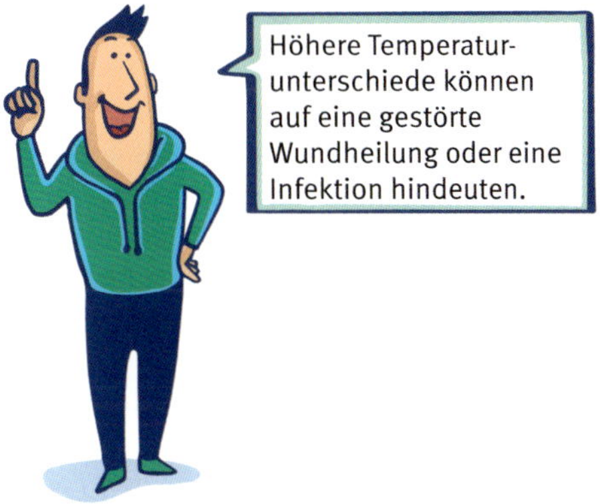

Ausmaß der Entzündung wider. Unterschiede bis zu 2°C sind in Ordnung. Die erhöhte Temperatur zeigt Ihnen, dass die betroffene Schulter besser durchblutet ist, was für eine optimale Heilung wichtig ist. Im Heilungsverlauf sollte der Temperaturunterschied abnehmen. Bei großen Schulterverletzungen ist die Temperatur oft noch bis zu einem Jahr erhöht.

Welche Konsequenz hat die Temperaturmessung für mich?

Wenn die Temperaturdifferenz unter 2°C liegt, dürfen Sie die Schulter bewegen und belasten. Messen Sie nach der Aktivität noch einmal nach. Ist die Temperatur weniger als 1°C im Seitenvergleich gestiegen, ist alles in Ordnung. Liegt die Temperaturdifferenz aber über 2°C oder steigt sie bei Aktivität mehr als 1°C im

Seitenvergleich, sollten Sie Ihrer Schulter mehr Ruhe geben. Jetzt kann es sinnvoll sein, die Schulter vorübergehend ruhig zu stellen und Kälte und Entzündungshemmer einzusetzen.

E = Elevate = Hochlagern

Lagern Sie den verletzten und geschwollenen Arm immer wieder über Herzniveau, sodass die Schwellung zurückgeht. Legen Sie sich hierfür beispielsweise auf den Rücken und unterlagern Sie den kompletten Arm mit einem Kissen. Dabei sollte Ihr Ellenbogen gestreckt und die Hand der höchste Punkt sein.

A = Avoid = Vermeidung von Entzündungshemmern und Kälte, wenn möglich

Viele Menschen verbinden mit dem Wort Entzündung in erster Linie Schmerzen, Schwellungen und Einschränkungen bei sämtlichen Alltagstätigkeiten. Für Betroffene hört es sich daher plausibel an, gegen eine Entzündung ein Medikament (z. B. Ibuprofen) einzunehmen und die Verletzungsstelle zu kühlen. Doch das ist zu kurz gedacht, denn dabei wird die Auswirkung der Entzündungshemmer auf die Gewebeheilung außer Acht gelassen.

Alles, was unser Körper tut, hat einen Sinn

Bei einer Entzündung durchblutet der Körper das verletzte Gewebe besser. Einerseits reinigt er dadurch die Wunde: Keime, Bakterien und andere Verunreinigungen werden bekämpft und abtransportiert. Andererseits befördert unser Körper Stoffe in die Wunde, die die verletzten Strukturen reparieren. Zudem wird das Verletzungsgebiet sensibler – es tut uns also weh. Deshalb schonen wir die betroffene Region. So bekommt sie die notwendige Ruhe und kann besser heilen.

Entzündungshemmer haben Nebenwirkungen!

Entzündungshemmer verschlechtern insbesondere bei hohen Dosierungen und längerfristiger Einnahme die Heilung. Vor allem bei älteren Menschen mit vielen weiteren Erkrankungen stehen sie außerdem mit Magen-Darm- und Herz-Kreislauf-Problemen sowie einer erhöhten Sterberate in Verbindung. Es ist also kontraproduktiv, nur um eine Entzündung zu mindern, in den ersten Wochen nach einer Verletzung kontinuierlich Medikamente einzunehmen. Wenn Sie allerdings extreme Schmerzen haben, nicht mehr schlafen können, Ihre Hauttemperatur deutlich erhöht oder Ihre

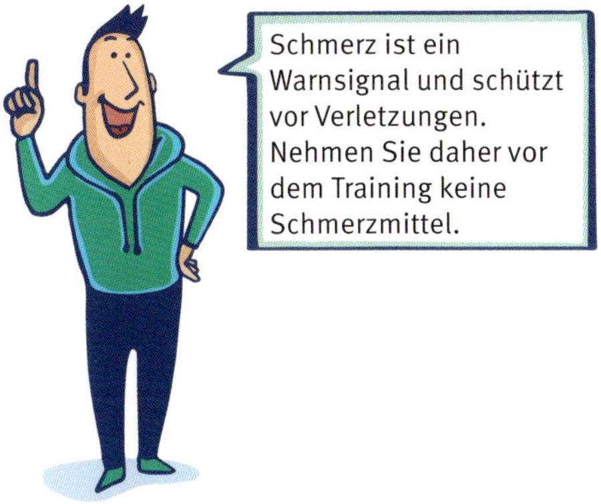

Schulter übermäßig entzündet ist, kann die Einnahme von Entzündungshemmern trotzdem wichtig sein. Sprechen Sie sich diesbezüglich mit Ihrem Arzt oder Ihrer Ärztin ab.

Kühlen

Häufig wird propagiert, dass Verletzte sich einen Eispack auf die Verletzung legen sollen. Das kann man so pauschal allerdings nicht sagen. Denn es konnte wissenschaftlich nie bestätigt werden, dass Kühlen Schwellungen mindert. Kälte senkt allerdings die Hauttemperatur, was bei vielen Betroffenen bereits schmerzlindernd wirkt. Auch bei einer übermäßig erhöhten Hauttemperatur ist es sinnvoll, zu kühlen, wie im Abschnitt »P = Protect = Schutz« (Seite 42) beschrieben wurde. Lassen Sie aber keinesfalls stundenlang einen Eispack oder Ähnliches auf Ihrer Schulter liegen, sondern kühlen Sie bei Bedarf für max. 15–20 Minuten.

C = Compression = Kompression

Druck verhindert nach Verletzungen, dass die betroffene Stelle weiter anschwillt. Eine Kompression in Form von z. B. einem festen Verband ist an der Schulter selbst allerdings nicht möglich. Wenn jedoch auch der Arm dick ist, hilft ein Kompressionsverband von der Hand bis zum Oberarm, um zu vermeiden, dass die Schwellung noch größer wird.

E = Education = Aufklärung

Für ein zufriedenstellendes Ergebnis müssen Betroffene meist kurz- und vor allem langfristig ihr Verhalten ändern. Ein regelmäßiges Training und eine langsame Steigerung der Belastung ist in der Regel unabdingbar. Die Aktivität sowie eine angemessene Dosierung der Belastung unterstützen und beschleunigen die Heilung. Ruhe und Inaktivität führen hingegen zu schlechteren Behandlungsergebnissen.

Doch welche Aktivitäten sind zu empfehlen, wenn die Schulter noch sehr empfindlich ist?

Training gegen Entzündungen
Ein allgemeines Ausdauer- und Krafttraining wirkt entzündungsmindernd. Dabei müssen Sie Ihre betroffene Schulter noch nicht einmal bewegen. Das Training wirkt auch am Verletzungsort, wenn wir »nur« den Rest vom Körper trainieren. Denn unser Körper hat seine eigene Apotheke: Wenn wir uns anstrengen, schüttet er entzündungshemmende Stoffe aus. Außerdem baut er das weiße und entzündungsfördernde Fettgewebe ab und wandelt es in braunes Fettgewebe um. Dieses verbraucht mehr Energie und gilt als »gutes« Fettgewebe.

Ausdauer- oder Krafttraining?
Grundsätzlich empfiehlt die Weltgesundheitsorganisation für Erwachsene mindestens 150 Minuten moderate oder 75 Minuten intensive körperliche Aktivität pro Woche. Für eine entzündungshemmende Wirkung ist es dabei erst einmal nicht wichtig, ob Sie ein Ausdauer- oder Krafttraining durchführen. Entscheidend ist, dass Sie intensiv genug trainieren. Überlegen Sie sich also zunächst, welches Training für Sie am einfachsten umzusetzen ist und woran Sie am meisten Freude finden.

Hier ein paar Anregungen für beide Trainingsarten:

Ausdauertraining Gehen Sie z. B. mindestens jeden zweiten Tag 45 bis 60 Minuten lang zügig spazieren oder fahren Sie Fahrrad. Alternativ können Sie auch zwei Mal pro Woche mindestens 30 Minuten joggen. Aufgrund der kürzeren Belastungszeit muss das Training beim Laufen allerdings anstrengend bis sehr anstrengend sein.

Krafttraining Beziehen Sie beim Krafttraining am besten Übungen für den ganzen Körper mit ein. Achten Sie darauf, dass das Training Sie wirklich anstrengt, und

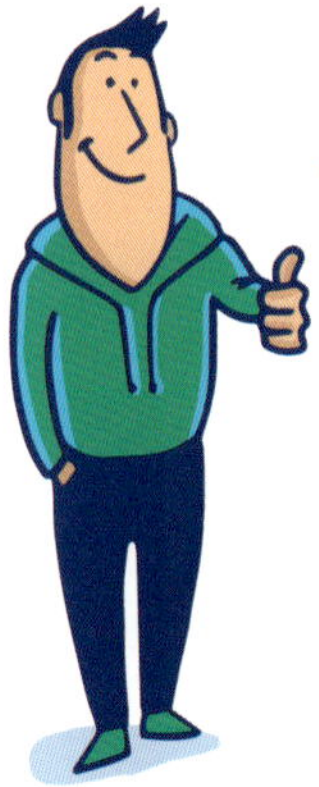

Trauen Sie sich auch etwas zu! Es ist wichtig, Ihren gesamten Körper so viel, wie es möglich ist, zu bewegen und zu belasten.

trainieren Sie mindestens zwei Mal pro Woche. Je nach Vorlieben können Sie freie Übungen wie beispielsweise Kniebeugen oder Sit-ups durchführen.

Ausdauerübungen für die verletzte Schulter

Wenn Sie schon so fit sind, dass Sie Ihre Schulter wieder etwas bewegen und belasten können, ist ein gezieltes Ausdauertraining der verletzten Schulter sehr effektiv. Denn dieses Training wirkt nicht nur entzündungshemmend, sondern verbessert auch die Beweglichkeit und Durchblutung der Schulter.

Diese einfachen Übungen sind geeignet: Lassen Sie Ihren Arm pendeln, streichen Sie über einen Tisch hin und her oder radeln Sie auf einem Handergometer.

Mittlere Irritierbarkeit der Schulter

Der Test (Seite 41) hat ergeben, dass Sie eine mittlere Irritierbarkeit der Schulter haben. Diese Phase tritt typischerweise auf, wenn die Entzündung der ersten Tage abklingt. In der Regel schmerzt die Schulter jetzt vor allem noch bei ganz bestimmten Tätigkeiten wie z. B. Überkopfaktivitäten, die Beweglichkeit ist wieder fast vollkommen hergestellt. Durch Ihre Einschränkungen sind Sie bei Alltagstätigkeiten noch ab und zu beeinträchtigt.

Nachdem Ihre Schulter während der akuten Entzündung »PEACE« bekommen hat, ist jetzt »LOVE« angesagt:

L = Load = Belastung

O = Optimism = Optimismus

V = Vascularisation = Durchblutung

E = Exercise = Training

L = Load = Belastung

Steigern Sie zunehmend Ihre Belastung und nehmen Sie Ihre Alltagstätigkeiten so früh wie möglich wieder auf. Kehren Sie möglichst bald in den Berufsalltag zurück. Das steigert Ihre Lebensqualität und unterstützt die Heilung. Eine langfristig ausgelegte Rehabilitation verbessert die Strapazierbarkeit Ihrer Schulter und behebt Schäden durch die Ruhigstellung.

O = Optimism = Optimismus

Nur wer den Stand der Dinge realistisch optimistisch einschätzt, kann adäquat mit seiner Situation umgehen. Wer hingegen seine Lage schlimmer einschätzt, als sie wirklich ist, nimmt seine Schmerzen stärker wahr und hat deshalb auch eher Angst, die Schulter zu benutzen. Da ihr dann die nötige Belastung fehlt, dauert es länger, bis sie wieder voll einsatzfähig ist. Aber auch die Probleme herunterzuspielen ist nicht sinnvoll. Dann nehmen wir die tatsächlichen Einschränkungen oft nicht ernst genug und belasten uns zu stark. Damit verzögert sich die Heilung und wir riskieren evtl. sogar weitere Verletzungen. Egal ob zu wenig oder zu viel Belastung: Die Regeneration dauert länger und es heilt schlechter, wenn wir unsere aktuelle Belastungsfähigkeit falsch einschätzen.

Aber auch weitere Faktoren wie z. B. Stress bei der Arbeit, Probleme in der Beziehung oder finanzielle Sorgen beeinflussen, wie wir mit unseren Beeinträchtigungen zurechtkommen. Unsere Psyche und alles, was unser soziales Umfeld betrifft, spielen bei der Genesung eine Rolle.

Grundsätzlich haben Betroffene, die ein gutes Therapieergebnis erwarten, häufig weniger Schmerzen und sind zufriedener mit dem Resultat der Therapie. Deshalb ist ein realistischer Optimismus wichtig für die Heilung.

V = Vascularisation = Durchblutung

Eine Verletzung kann nur heilen, wenn das verletzte Gewebe genügend Nährstoffe und Baumaterial bekommt und Abfallstoffe wieder abtransportiert werden. Daher ist eine gute Durchblutung für die Heilung essenziell notwendig. Diese kann durch Bewegung z. B. in Form von Ausdauertraining gefördert werden. Rauchen sollte vermieden werden.

E = Exercise = Training

Training unterstützt auch in der Phase der mittleren Irritierbarkeit der Schulter die Heilung. Zum Ausdauer- und Krafttraining kommen noch die Kategorien Beweglichkeit und Koordination hinzu.

Ausdauer In der Phase der mittleren Irritierbarkeit können Sie sich schon einiges zutrauen. Beziehen Sie Ihren betroffenen

Arm jetzt unbedingt mit in das Ausdauertraining mit ein, z. B. in Form von Walken mit leichten Gewichten, Nordic Walking, Langlaufen oder Schwimmen. Suchen Sie sich abhängig von Ihren Interessen, Möglichkeiten und Zielen eine Sportart aus, an der Sie Spaß finden. Beginnen Sie mit ca. 15 Minuten. Steigern Sie die Dauer und Intensität bei jeder Trainingseinheit ein wenig, jedoch nur, wenn Sie auf das letzte Training nicht mit deutlich vermehrten Schmerzen und Schwellungen reagiert haben.

Beweglichkeit Auch Dehnübungen sind jetzt wichtig, damit Ihre Schulter wieder voll beweglich wird. Ihr Gewebe ist aber noch angeschlagen. Bewegen Sie sie deshalb nicht über den Dehnschmerz hinaus. Beim Training sind insbesondere die für Sie noch schwierigen Schulterbewegungen wichtig. Im Übungsteil finden Sie verschiedene Übungen dazu, dort ist auch die korrekte Ausführung der Übungen beschrieben.

Koordination Der Schwerpunkt bei jeglichem Training sollte zunächst auf einer sauberen Bewegungsausführung liegen. Ausweichbewegungen, wie z. B. das Hochziehen der Schulter zum Ohr, sollten vermieden und ggf. wieder abtrainiert werden. In dieser Phase dürfen Sie noch nicht mit hohen Gewichten arbeiten, da Ihr Gewebe noch angeschlagen ist und daher leicht wieder verletzt werden kann.

Krafttraining Bei einem herkömmlichen Krafttraining, wie es beispielsweise aus dem klassischen Gerätetraining bekannt ist, sind hohe Gewichte nötig, dass man stärker wird. Gelenke mit einer mittleren Irritierbarkeit reagieren auf solche Reize allerdings mit einer Entzündung. Wenn Sie zu hohe Gewichte verwenden, werden Sie in ihrem Heilungsprozess zurückgeworfen und verletzen sich im schlechtesten Fall erneut. Insbesondere in dieser Phase eignet sich daher ein Blood-Flow-Restriction-Training (BFR).

Das Blood-Flow-Restriction-Training

Blood Flow Restriction bedeutet, dass während des Trainings der Blutfluss eingeschränkt ist. Dafür wird der betroffene Arm mit einer Blutdruckmanschette oder einer Kurzzugbinde unter der Achsel abgebunden. Dadurch wird der Blutfluss in den Arm und aus dem Arm reduziert, aber nicht unterbrochen. Das Krafttraining wird dann mit deutlich leichteren Gewichten bzw. ohne Gewicht durchgeführt.

Wie genau BFR wirkt, ist noch nicht endgültig geklärt. Es ist jedoch erwiesen, dass die Muskulatur bereits bei deutlich geringeren Lasten als beim herkömmlichen Krafttraining aufgebaut wird. Für Verletzte ist es daher möglich, mit leichten Gewichten zu trainieren und trotzdem Muskeln aufzubauen. Zudem haben sie an der verletzten Stelle keine Schmerzen.

Übrigens trainiert BFR nicht nur die Muskulatur der abgebundenen Extremität, sondern auch die im restlichen Körper.

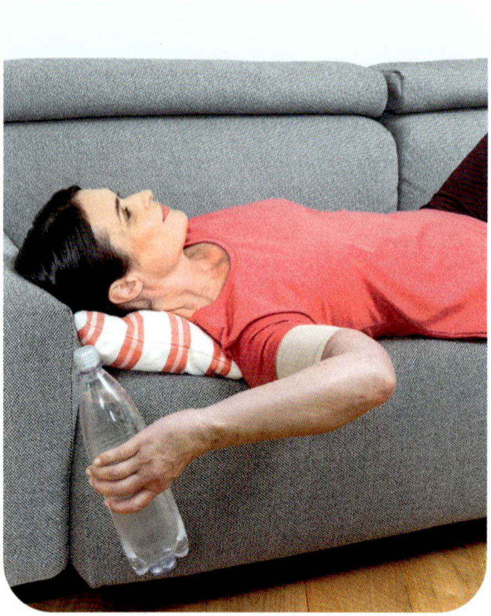

Wie wird das BFR-Training konkret durchgeführt?
Binden Sie eine Kurzzugbinde oder Blutdruckmanschette so achselnah wie möglich um den verletzten Arm. Dadurch sollte ein Druck von 3 bis 5 von 10 Punkten entstehen. 0 bedeutet, dass der Arm nicht abgebunden ist. 10 bedeutet, dass der Arm komplett abgebunden ist und kein Blut mehr durchfließt.

Nun absolvieren Sie Ihre Übungen, nehmen Sie allerdings nur sehr leichte oder keine Gewichte. Sie können z. B. das Übungsprogramm »Koordination und Kraft – Einsteiger« mit abgebundenem Arm durchführen.

Machen Sie pro Übung 2 bis 3 Sätze mit 15 bis 20 Wiederholungen.

Das ist beim BFR zu beachten
Aufgrund der Blutarmut schmerzt der Arm während der Übungen, das ist in Ordnung. Auf einer Skala von 1 bis 10 sollte der Schmerz 5 Punkte nicht überschreiten. Erschrecken Sie auch nicht, wenn sich Ihr abgebundener Arm bläulich verfärbt. Lösen Sie die Binde aber wieder, wenn die Schmerzen weiter zunehmen oder der abgebundene Arm kribbelt bzw. einschläft.

Niedrige Irritierbarkeit der Schulter

Der Test (Seite 41) hat ergeben, dass Sie eine niedrige Irritierbarkeit der Schulter haben. Das bedeutet, dass das Gewebe unempfindlich ist und viel Stress aushält. Die letzte Verletzung ist schon lange her und gut verheilt. Betroffene haben daher höchstens bei schulterbelastenden Tätigkeiten, wie sie z. B. in körperlich fordernden Berufen oder beim Sport auftreten können, noch leichte Beschwerden.

Jetzt können Sie im Training Vollgas geben! Die Therapie sollte fortan intensiv sein, sodass Sie am Ende dieser Phase in Alltag, Sport und Beruf beschwerdefrei sind. Auf den folgenden Seiten erfahren Sie, wie Sie das erreichen können. Dazu gehören insbesondere ein effektives Training der Beweglichkeit und ein hochintensives Krafttraining. Ein weiterer wichtiger Aspekt ist, sich Schonhaltungen wieder abzutrainieren.

Beweglichkeitsübungen

Die Methode der Wahl zur Verbesserung der Beweglichkeit ist das Dehnen. Dies kann statisch oder dynamisch durchgeführt werden. Statisch bedeutet, dass Sie die Endposition ruhig halten, beim dynamischen Dehnen hingegen federn Sie in der Endstellung.

Die optimale Dehnmethode ist vom Zeitpunkt und Ziel abhängig

Ihre Beweglichkeit ist nur noch geringfügig eingeschränkt und Sie möchten sich in erster Linie auf das eigentliche Training vorbereiten: In diesem Fall dehnen Sie sich am besten beim Aufwärmen. Gehen Sie bis in Ihre Endstellung und federn Sie hier leicht. Halten Sie vor dem eigentlichen Training keine Position länger als eine Minute. Ein gut auszuhaltender Dehnschmerz darf jetzt auftreten. Idealerweise integrieren Sie Bewegungen aus der Sportart, die Sie nach dem Dehnen ausführen.

Ihre Beweglichkeit ist schon sehr lange und stark eingeschränkt: In diesem Fall müssen Sie für eine bessere Mobilität bei Ihren Dehnübungen die Endpositionen drei bis vier Minuten im Dehnschmerz halten. Auch dehnen Sie nicht vor dem Training, sondern führen Sie Ihr Beweglichkeitstraining am besten nach dem eigentlichen Training oder in einer Extratrainingseinheit durch, denn längeres statisches Dehnen wirkt kurzfristig leistungsmindernd auf Ihre Kraft.

Kettenaktivität

Im Alltag arbeitet die Schultermuskulatur nicht isoliert, sondern ist in eine Kette eingebettet, die sich durch den ganzen Körper zieht. Das heißt, die Schultermuskulatur gleicht bei Alltagstätigkeiten und im Sport auch Defizite in Rumpf und Beinen aus, dadurch wird sie selbst mehr belastet. Um erneuten Verletzungen vorzubeugen und eine bestmögliche Genesung zu ermöglichen, reicht es langfristig daher nicht aus, wenn Sie Ihre Schultermuskulatur nur isoliert, also unabhängig von Rumpf- und Beinmuskulatur trainieren. Integrieren Sie auch Übungen wie den Unterarmstütz (Seite 106) oder Rudern in der Bauchlage (Seite 120) in Ihr regelmäßiges Übungsprogramm.

Hochintensives Krafttraining

Im Alltag und Sport ist die Schulter hohen Belastungen ausgesetzt. Auf diese können Sie sie nur durch hohe Belastungen vorbereiten. Dafür eignet sich ein hochintensives Krafttraining.

Das Gewicht ist entscheidend

Bei dem hochintensiven Krafttraining spielt das Gewicht eine entscheidende Rolle: Da im Alltag immer wieder hohe Gewichte gestemmt oder abgefangen werden müssen, sollte das im Training auch geübt werden. Das geschieht gegen Ende der Rehabilitation bei Übungen mit hohen Lasten. Hier ist das Gewicht so hoch oder die Übung so schwer, dass Sie nicht mehr als drei bis sechs Wiederholungen pro Serie schaffen. Gehen Sie jetzt unbedingt an Ihre Belastungsgrenzen.

Für die hohen Belastungen müssen Sie Ihre Strukturen vorbereiten. Idealerweise haben Sie die Bewegungen schon beim Ausdauer- oder Koordinationstraining geübt. Starten Sie bei einer neuen Übung stets mit mindestens dreimal 15 Wiederholungen und achten Sie auf eine saubere Ausführung. Steigern Sie dann nach und nach das Gewicht und machen dafür weniger Wiederholungen.

Verschiedene Ausführungen derselben Übung

Beim Krafttraining gibt es verschiedene Techniken, wie man eine Übung durchführen kann. Die unterschiedliche Ausführung derselben Übung hat jeweils bestimmte Effekte auf die Muskulatur und somit auf Ihren Alltag.

Wie das in der Praxis aussieht, ist in der Tabelle beispielhaft an der Übung Ellenbogenbeugen (Seite 122) beschrieben.

Übungsform	Durchführung	Beispielübung Ellenbogenbeugen	Alltagstätigkeiten, die damit trainiert werden
isometrisch	Eine bestimmte Position wird gehalten.	Sie halten den Ellenbogen im rechten Winkel gebeugt.	Einen Tellerstapel tragen
konzentrisch	Wenn Sie eine Bewegung ausführen, gibt es immer zwei Richtungen. Hier bewegen Sie sich in beide Richtungen gleich schnell.	Sie beugen und strecken Ihren Ellenbogen in gleichmäßigem Tempo.	Einen schweren Einkaufskorb vom Boden auf die Küchentheke hochstellen
exzentrisch	Hier bremsen Sie ein Gewicht oder Ihr eigenes Körpergewicht gegen die Schwerkraft. Das heißt, Sie bewegen sich in eine Richtung deutlich langsamer als in die andere Richtung.	Sie beugen Ihren Ellenbogen innerhalb von einer Sekunde und strecken ihn innerhalb von drei Sekunden.	Einen schweren Einkaufskorb langsam von der Küchentheke auf den Boden stellen

Optimierung von alltäglichen Bewegungsmustern

Neben dem Aufbau von Kraft ist es auch wichtig, Schonhaltungen und Schonverhalten wieder abzubauen. Ihre Schulter hält Alltagsbelastungen jetzt wieder stand. Häufig sind aber im Gehirn noch Bewegungen verankert, die Sie zur Vermeidung von Schmerzen durchgeführt haben. Diese müssen Sie zunächst erkennen und anschließend beseitigen. Viele Betroffene ziehen z. B. ständig die verletzte Schulter zum Ohr hoch. Oder der Rumpf weicht aus, wenn der Arm zu schwach oder zu unbeweglich ist.

Schonhaltungen abtrainieren

Ausweichbewegungen, die Sie sich über einen längeren Zeitraum angewöhnt haben, laufen unbewusst ab und sind im Gehirn verankert. Daher dauert es oft lange und braucht viele Wiederholungen, bis sie wieder verschwunden sind. Haben Sie also Geduld mit sich.

Diese Tipps können Ihnen helfen:

- Beobachten Sie sich bei einfachen Alltagstätigkeiten. Vergleichen Sie dabei Ihre betroffene mit der gesunden Seite.
- Üben Sie die betreffenden Bewegungen vor einem Spiegel. Orientieren Sie sich bezüglich der »richtigen Bewegungsausführung« an Ihrer gesunden Seite. Sprechen Sie auch mit Angehörigen darüber. Sie werden es Ihnen sagen, wenn Sie wieder ausweichen.
- Achten Sie im Alltag bewusst darauf, die Bewegung wieder korrekt durchzuführen. Dadurch normalisiert sich Ihr Bewegungsverhalten langfristig wieder.
- Lassen Sie sich im Sport bei Wurf- und Stützübungen filmen und analysieren Sie das Video. Achten Sie dabei auf Seitenunterschiede und stockende Bewegungen. Vor allem in Spielsituationen, in denen Sie an alles andere als Ihre Schulter denken, sind häufig Ausweichbewegungen erkennbar.

Rückkehr in den Freizeit- oder Leistungssport

Gerade Menschen, die viel Sport machen, vielleicht auch Mannschaftssport betreiben, sind bei Schulterproblemen in der Regel hoch motiviert. Einerseits führen sie die Übungen wirklich regelmäßig durch, andererseits besteht die Gefahr, dass sie wieder zu früh in den Sport zurückkehren. Dann ist die Gefahr einer erneuten Verletzung oder einer verzögerten Heilung besonders groß. Für sie sind daher konkrete Kriterien für den Rückkehr zum Sport wichtig.

Zeitangaben sind ungenügend

Traditionellerweise bezieht man sich bei der Rückkehr in den Sport auf zeitbasierte Ansätze, die vor allem den natürlichen Heilungsprozess berücksichtigen. So darf man z. B. zwölf Wochen nach einer Schulter-OP wieder werfen und fangen. Die konkreten Zeiten werden hauptsächlich davon abgeleitet, wie lange das betroffene Gewebe durchschnittlich zum Verheilen braucht. Aus heutiger Sicht ist das aber nicht ausreichend.

Vielmehr muss auch bedacht werden, was jemand aktuell (nicht) kann und welche Ziele er verfolgt. Wer gern und viel Rad fährt, braucht beispielsweise eine mittelmäßige Schulterbeweglichkeit und die Fähigkeit, sich aufzustützen. Jemand, der Handball spielt, sollte hingegen vor seiner Rückkehr in den Sport seine Schulter voll bewegen können, kräftig sein und Stürze gut abfangen können.

Triggerpunkte lösen

Triggerpunkte sind empfindliche Stellen in der Muskulatur, die jeder hat. Sie sind als kleine Knötchen und Verspannungen zu ertasten und können Schmerzen an der jeweiligen Stelle auslösen, aber auch in weiter entfernten Regionen. Triggerpunkte im Bereich von Schulter und Nacken können dort Beschwerden verursachen, das heißt, durch Druck auf sie lassen sich die aus dem Alltag bekannten Beschwerden provozieren.

Entstehung von Triggerpunkten

Wie Triggerpunkte genau entstehen, weiß man noch nicht. Es gibt aber verschiedene Hypothesen. So ist man z. B. der Ansicht, dass Triggerpunkte durch Überlastung der Muskulatur entstehen, die wiederum verschiedene Gründe haben kann, wie beispielsweise Stress, Überbeanspruchung, Verletzungen oder einseitige Bewegungen. Ob Triggerpunkte die Ursache für Schmerzen sind oder ein Resultat von anderen Problemen, ist bisher nicht bekannt.

Triggerpunktbehandlung

Bei der Behandlung der Triggerpunkte werden verhärtete Strukturen gelockert, die Durchblutung wird angeregt und die Spannung löst sich. Betroffene empfinden weniger Schmerzen und auch die Beweglichkeit kann zunehmen. Daher kann diese Behandlung bei Schulterbeschwerden große Erleichterung bringen.

Vor einer Triggerpunktbehandlung ist es wichtig, den Bereich, der behandelt wird, gut aufzuwärmen. Bei der Schulter geschieht dies z. B. durch Schulterkreisen oder Armpendeln. Alternativ kann die betroffene Region auch massiert werden.

Die eigentliche Behandlung der Triggerpunkte kann mittels Fingerdruck oder mit einem Tennisball durchgeführt werden. Dabei komprimieren Sie mit allmählich ansteigendem Druck den schmerzenden und verhärteten Punkt. Der Druck wird gehalten, bis der Schmerz oder die Gewebespannung nachlässt. Anschließend suchen Sie den nächsten schmerzenden Punkt und beginnen von vorne.

Nach der Behandlung ist es wichtig, die betroffene Region auch wieder zu benutzen. Führen Sie also Kräftigungs- und Dehnübungen für die betroffene Region durch. Nutzen Sie das neu gewonnene Bewegungsausmaß oder die bessere Belastbarkeit auch im Alltag.

Triggerpunktbehandlung mit den Fingern

1. Suchen Sie mit den Fingern nach schmerzhaften Punkten Ihrer Schultermuskulatur.
2. Wenn Sie einen schmerzhaften Punkt gefunden haben, drücken Sie mit dem Daumen darauf. Dabei üben Sie allmählich immer mehr Druck aus. Halten Sie die Kompression, bis der Schmerz oder die Gewebespannung nachlässt. Statt des Daumens können Sie auch Zeige- und Mittelfinger übereinanderlegen und mit der Fingerspitze des Zeigefingers drücken. Wichtig ist eine punktuelle Kompression, ohne die Finger zu bewegen.
3. Suchen Sie den nächsten schmerzhaften Punkt und wiederholen Sie die Kompression.
4. Überprüfen Sie, ob Ihre Schulter nun beweglicher ist oder Sie sie besser belasten können.

Triggerpunktbehandlung mit einem Tennisball

Wenn Sie in den Fingern zu wenig Kraft oder ebenfalls Beschwerden haben, oder um schwer zugängliche Triggerpunkte zu behandeln, ist ein Tennisball hilfreich.

Behandlung der Triggerpunkte mit den Fingern

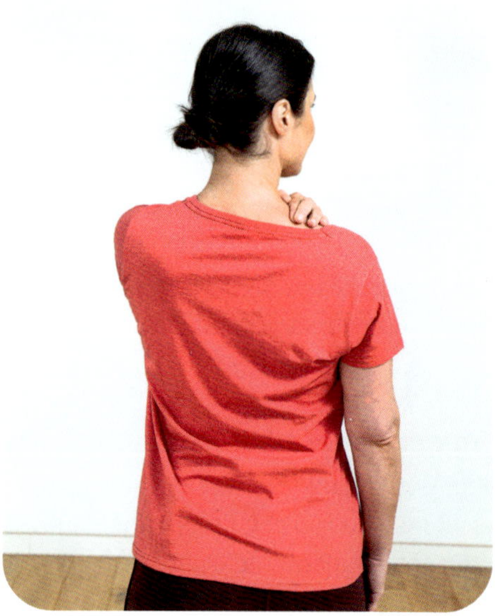

Nehmen Sie einen viel benutzten Ball, wenn Sie sehr schmerzempfindlich sind. Suchen Sie sich einen neuen Ball, wenn Sie Schmerzen gut tolerieren können.

Je nachdem, wo Ihre schmerzenden Punkte liegen und wie druckempfindlich sie sind, können Sie die Tennisballmassage an einer Wand, an einem Tisch oder auf einer Matte durchführen:

1. Platzieren Sie den Tennisball zwischen Ihren Schultern oder am Arm, drücken Sie damit gegen die Wand, den Tisch oder den Boden und klemmen Sie den Ball dadurch ein. Nun bewegen Sie Ihren Körper in alle Richtungen und suchen nach schmerzhaften Punkten. Bei der Massage bewegt sich hauptsächlich ihr Körper, der Ball bleibt an einer Stelle.
2. Wenn Sie einen schmerzhaften Punkt gefunden haben, bleiben Sie auf dieser Stelle und üben hier immer mehr Druck aus. Halten Sie die Kompression, bis der Schmerz oder die Gewebespannung nachlässt.
3. Suchen Sie den nächsten schmerzhaften Punkt und beginnen Sie von vorne.
4. Überprüfen Sie, ob Ihre Schulter nun beweglicher ist oder Sie sie besser belasten können.

Triggerpunktbehandlung an der Wand

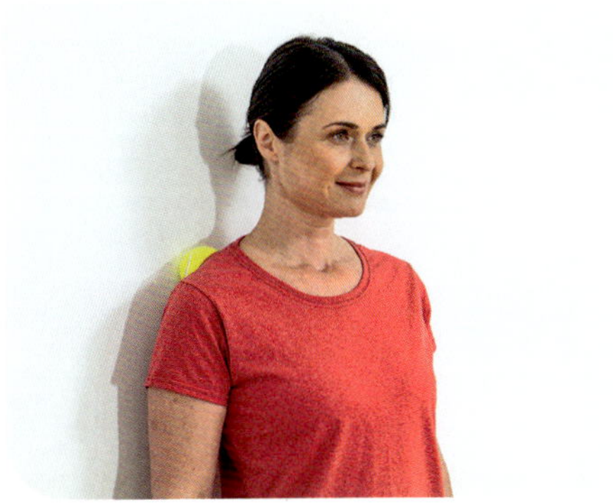

Triggerpunktbehandlung auf der Matte

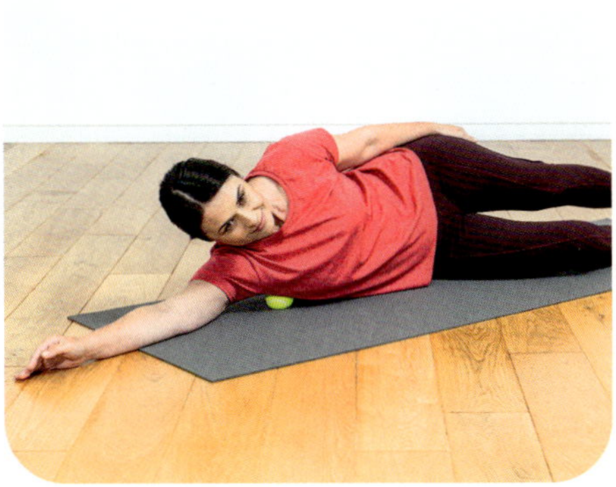

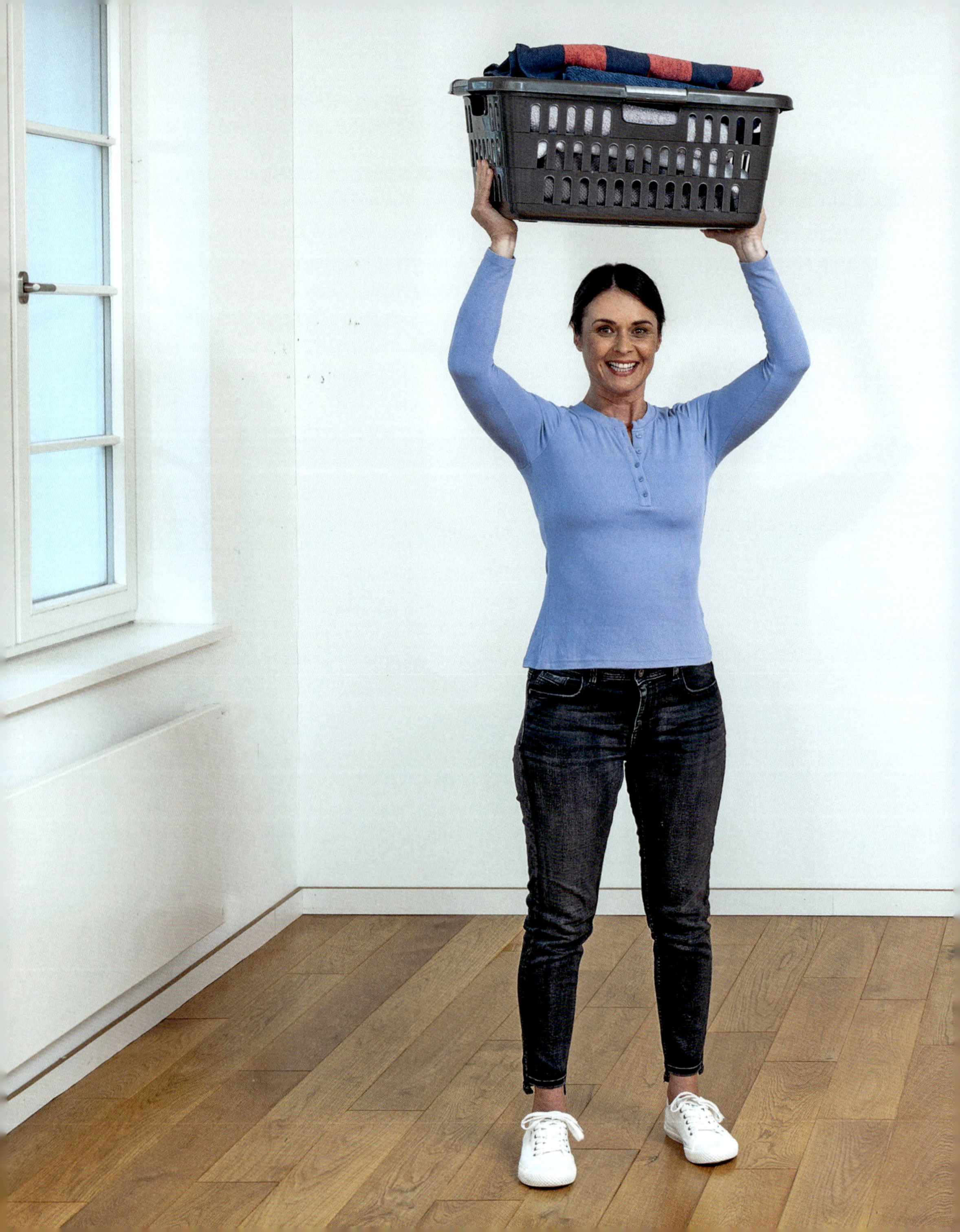

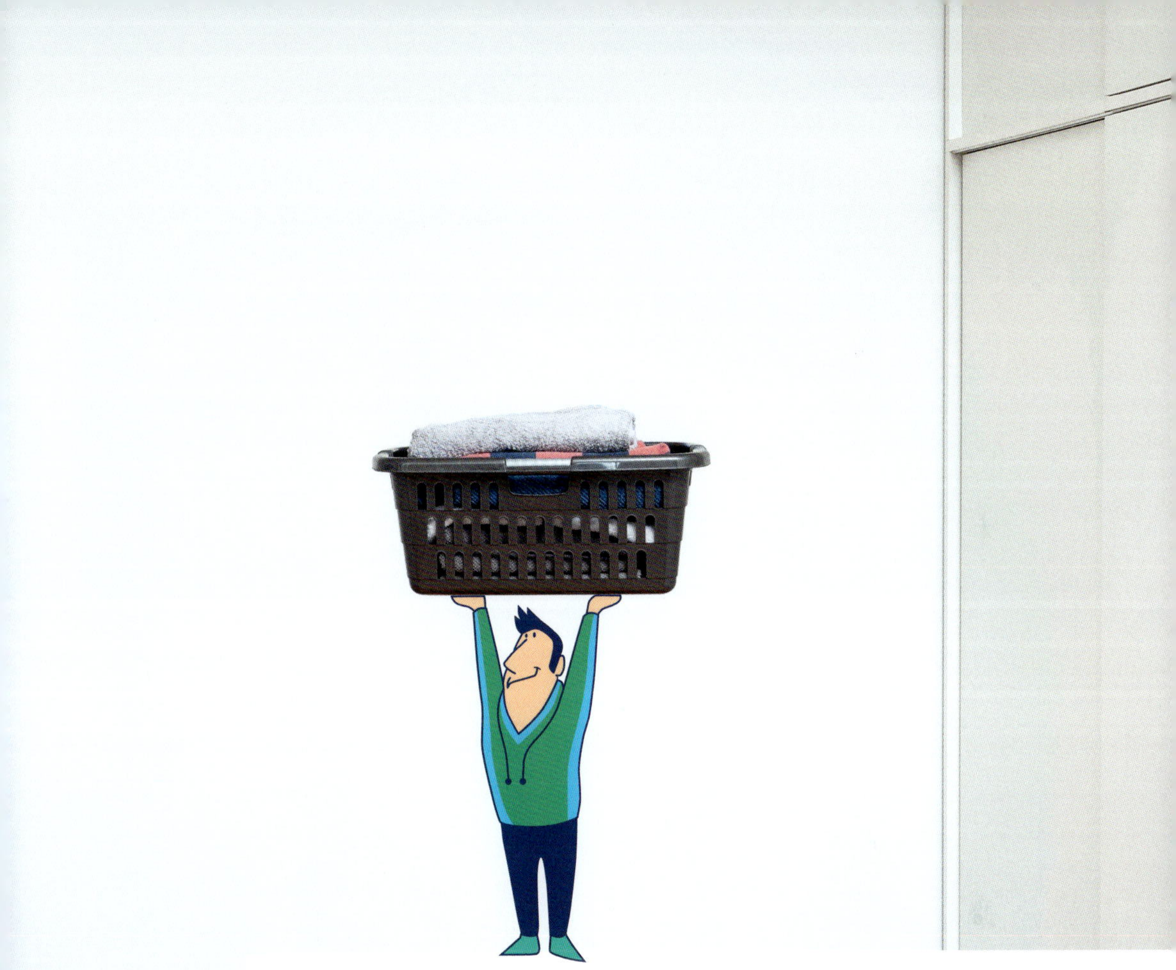

Die Übungsprogramme

Machen Sie sich bereit: Verschiedene Tests helfen Ihnen herauszufinden, was Sie brauchen. Auf dieser Basis stellen Sie Ihr individuelles Übungsprogramm zusammen.

Der Simple Shoulder Test (SST)

Mit dem Simple Shoulder Test wird ermittelt, inwieweit Sie in der Lage sind, die Tätigkeiten auszuführen, die zum täglichen Leben gehören.

Testen Sie Ihre Schulterfunktion

Die Fragen des einfachen Schultertests umfassen alltägliche Tätigkeiten, die durch Schulterbeschwerden zum Problem werden können. Er gibt damit einen guten Überblick, wie es Betroffenen geht und wird daher in vielen Studien verwendet. Die hier erfassten Alltagsprobleme bedingen häufig auch Einschränkungen im gesamten Leben der Betroffenen, z. B. beim Ausüben des Berufs oder des Lieblingshobbys.

Es ist sinnvoll, den Test regelmäßig zu wiederholen, z. B. wenn Sie die weiteren Tests (Seite 62) durchführen. Ein guter Rhythmus ist ein Abstand von 6–8 Wochen.

Im Laufe der Zeit sollten sich die Werte verbessern – was auch mit einer höheren Lebensqualität einhergeht.

So geht's

Bitte kreuzen Sie bei jeder Frage die Antwort an, die Ihren Zustand während der vergangenen Woche am besten beschreibt.

Betroffene Schulter:
☐ rechts ☐ links

Ist der betroffene Arm in Ruhe schmerzfrei?
☐ Ja ☐ Nein

Können Sie, was Ihre Schulter angeht, problemlos schlafen?
☐ Ja ☐ Nein

Können Sie mit dem betroffenen Arm Ihr Hemd auf dem Rücken in die Hose stecken?
☐ Ja ☐ Nein

Können Sie Ihre Hände mit zur Seite gestreckten Ellenbogen auf den Hinterkopf legen?
☐ Ja ☐ Nein

Können Sie den gestreckten Arm auf Schulterhöhe heben?
☐ Ja ☐ Nein

Können Sie mit gestrecktem Arm 500 Gramm (z. B. 2 Päckchen Butter) auf Schulterhöhe heben?
☐ Ja ☐ Nein

Können Sie mit gestrecktem Arm 4 Kilogramm (z. B. 4 Milchpackungen) auf Schulterhöhe heben?
☐ Ja ☐ Nein

Können Sie seitlich am Körper mit dem betroffenen Arm 10 Kilogramm (z. B. 10 Milchpackungen) tragen?
☐ Ja ☐ Nein

Glauben Sie, dass Sie mit dem betroffenen Arm einen Tennisball seitlich vom Körper 10 Meter weit werfen können?
☐ Ja ☐ Nein

Glauben Sie, dass Sie mit dem betroffenen Arm einen Tennisball über Kopf 20 Meter weit werfen können?
☐ Ja ☐ Nein

Können Sie mit dem betroffenen Arm die Rückseite der Gegenschulter waschen?
☐ Ja ☐ Nein

Sind Sie mit Ihrer Schulter in Ihrem erlernten Beruf voll arbeitsfähig?
☐ Ja ☐ Nein

Auswertung

Je mehr Fragen Sie mit »Nein« beantwortet haben, desto größer sind Ihre Einschränkungen im Alltag.

Berechnung des Scores: Zählen Sie alle Fragen zusammen, die Sie mit »Ja« beantwortet haben, und berechnen Sie mit der folgenden Formel den Score:

$$\frac{\text{Mit »Ja« beantwortete Fragen}}{12} \times 100\%$$

Je höher Ihr Prozentwert ist, desto besser ist Ihre Schulterfunktion.

Testen Sie Ihre konkreten Potenziale und Defizite

Jeder Mensch mit Schulterproblemen hat seine individuellen Potenziale und Defizite. Diese zu kennen ist wichtig, um die passenden Übungen zusammenzustellen.

Je nachdem, wie Ihr Alltag aussieht und was hier relevant ist, benötigen Sie unterschiedliche Fähigkeiten. Zudem bringt jeder Mensch andere Voraussetzungen und Vorlieben mit. Für Menschen mit Schulterschmerzen sind in erster Linie die individuellen Schwierigkeiten im Alltag sowie Defizite im Bereich von Beweglichkeit, Koordination und Kraft relevant. Diese bedingen sich meist gegenseitig.

In welchem Bereich haben Sie Ihre größten Defizite? Wo liegen Ihre Potenziale? Dies finden Sie mit den folgenden Tests heraus. Es gibt drei Bereiche, die jeweils mehrere Testübungen umfassen.

- Beweglichkeit: 4 Übungen
- Koordination und Kraft: 5 Übungen
- Konkrete Tätigkeiten im Alltag: 4 Übungen

Sie müssen nicht alle Tests auf einmal durchführen! Lassen Sie sich ruhig ein paar Tage Zeit und überprüfen Sie z. B. pro Tag einen Bereich. Merken Sie sich aber, in welchen Etappen und in welcher Reihenfolge Sie die Tests ausgeführt haben.

Wenn Sie die Tests wiederholen, ist es wichtig, dass der Ablauf übereinstimmt. Ansonsten können Sie die Werte nicht miteinander vergleichen.

So werden die Tests ausgeführt

Führen Sie die Tests unbedingt immer auf beiden Seiten durch und vergleichen Sie anschließend die Ergebnisse miteinander. Denn insbesondere große Unterschiede im Seitenvergleich stehen häufig direkt mit den Schulterbeschwerden in Zusammenhang.

Das ist zu beachten

Während der Übungen ist ein leichtes Ziehen in Ordnung. Bleiben Sie aber auf der Schmerzampel (Seite 38) auf jeden Fall im grünen oder gelben Bereich. Wenn Sie eine Übung aufgrund von Schmerzen nicht ausführen können oder diese sich zunehmend verschlimmern, brechen Sie den Test ab und notieren das Ergebnis der Übungen, die Sie bereits gemacht haben.

Die Ergebnisse notieren

Nach Abschluss der einzelnen Tests notieren Sie Ihr Ergebnis. Übertragen Sie nach jedem Bereich Ihre Punkte in die Auswertungstabelle (Seite 76) am Ende des Kapitels.

Die Beweglichkeit testen

Wir bezeichnen jemanden als beweglich, wenn er im Vergleich zu anderen ein großes Bewegungsausmaß hat. Das bedeutet, dass derjenige beispielsweise seinen Arm besonders weit heben kann. Es muss nicht jeder so beweglich sein wie der Schlangenmensch im Zirkus, die meisten Menschen brauchen im Alltag nicht so viel Bewegungsspielraum. Es ist daher auch nicht notwendig, dass ein 90-jähriger Rentner so beweglich ist wie eine 20-jährige Turnerin. Ein gewisses Maß an Beweglichkeit ist aber die Basis dafür, dass wir unsere tagtäglichen Aktivitäten ausführen können. Das für Sie persönlich notwendige Bewegungsausmaß hängt also maßgeblich von den individuellen Anforderungen in Ihrem Alltag ab.

Durchführung Die folgenden Übungen testen die Beweglichkeit in Ihren Schultern. Gehen Sie in die Endposition der beschriebenen Haltung und kreuzen Sie an, auf welchem Niveau Sie sich befinden. Vergleichen Sie die beiden Seiten. Besteht ein großer Unterschied? Dann sollten Sie bei der Auswahl der Übungen diesem Bereich besonders viel Aufmerksamkeit schenken.

Führen Sie die Tests vor einem Spiegel durch oder nehmen Sie sich mit einer Kamera auf und analysieren das Video anschließend. Sie können sich auch von einem Partner beobachten lassen.

Das brauchen Sie Sie benötigen für die Beweglichkeitstests einen Partner, einen Spiegel oder eine Kamera (Handy) sowie einen Stift und 5 Minuten Zeit.

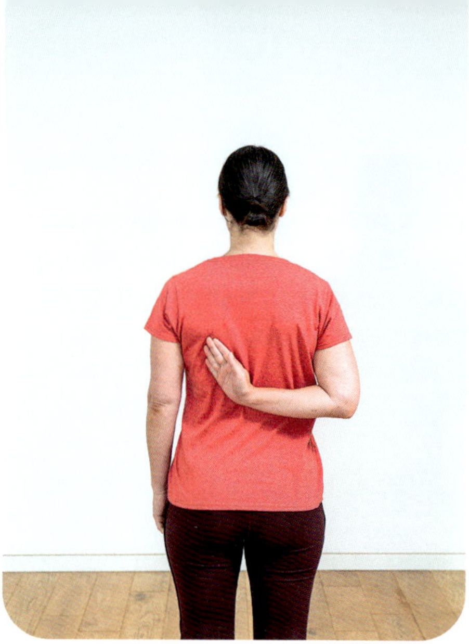

Schürzengriff

Stellen Sie sich aufrecht hin und legen Sie Ihre Hand so weit wie möglich hinter Ihren Rücken. Der Daumen zeigt nach oben. Versuchen Sie das gegenüberliegende Schulterblatt zu berühren. Der Oberkörper bleibt gerade.

- Das ist mit dem betroffenen Arm nicht möglich. ☐ 0 Punkte
- Die Hand des betroffenen Arms kommt bis max. zur Hosentasche. ☐ 1 Punkt
- Die Hand des betroffenen Arms kommt bis max. hinter den Rücken. ☐ 2 Punkte
- Die Hand des betroffenen Arms kommt bis zum Schulterblatt oder darüber hinaus. ☐ 3 Punkte

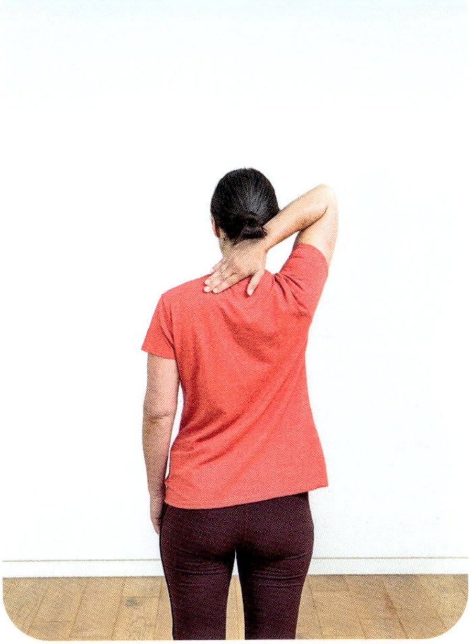

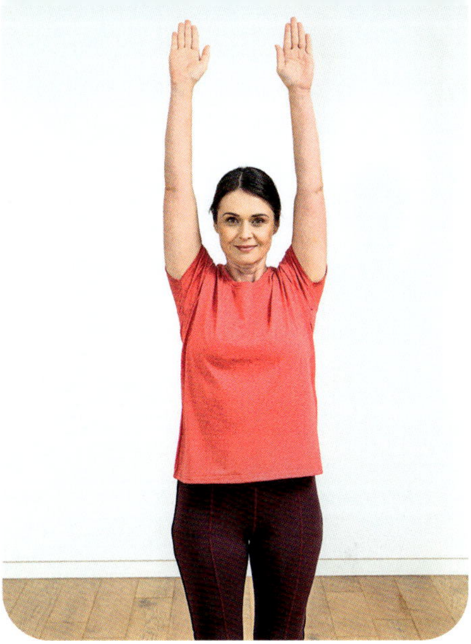

Nackengriff

Stellen Sie sich aufrecht hin und greifen Sie mit Ihrer Hand so weit wie möglich hinter dem Kopf in den Nacken. Versuchen Sie das gegenüberliegende Schulterblatt zu berühren. Der Oberkörper bleibt gerade.

- Das ist nicht möglich. ☐ 0 Punkte
- Die Hand des betroffenen Arms kommt bis max. aufs Schlüsselbein. ☐ 1 Punkt
- Die Hand des betroffenen Arms kommt bis max. in den Nacken. ☐ 2 Punkte
- Die Hand des betroffenen Arms kommt bis zum Schulterblatt oder darüber hinaus. ☐ 3 Punkte

Arme nach vorn heben

Stellen Sie sich aufrecht hin und heben Sie Ihre Arme vorn so weit wie möglich nach oben.

- Das ist nicht möglich. ☐ 0 Punkte
- Der betroffene Arm bleibt unter der Horizontalen. ☐ 1 Punkt
- Der betroffene Arm kommt über die Horizontale, aber nicht, bis der Oberarm neben dem Ohr ist. ☐ 2 Punkte
- Der Oberarm des betroffenen Arms befindet sich neben dem Ohr oder hinter dem Kopf. ☐ 3 Punkte

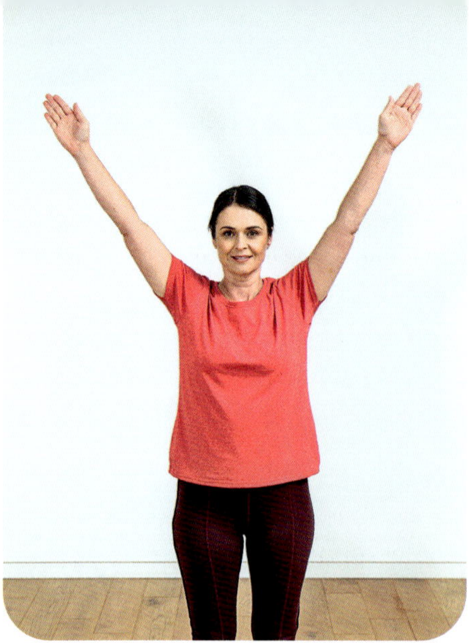

Arme zur Seite heben

Stellen Sie sich aufrecht hin und strecken Sie Ihre Arme zu beiden Seiten so weit wie möglich aus.

- Das ist nicht möglich. ☐ 0 Punkte
- Der betroffene Arm bleibt unter der Horizontalen. ☐ 1 Punkt
- Der betroffene Arm kommt über die Horizontale, aber nicht, bis der Oberarm neben dem Ohr ist. ☐ 2 Punkte
- Der Oberarm des betroffenen Arms befindet sich neben dem Ohr, jedoch ist ein Seitenunterschied erkennbar. ☐ 3 Punkte

Koordinations- und Krafttests

Koordination und Kraft sind die Grundlage jeder Bewegung des menschlichen Körpers. Wenn sich jemand koordiniert bewegt, spielen die Sinnesorgane (z. B. Auge, Tastsinn, Ohren), das Nervensystem und die bewegungsausführenden Organe (z. B. Muskeln, Sehnen, Gelenke) perfekt zusammen. Eine einwandfreie Koordination der Schulter und des Schultergürtels ist Voraussetzung für punktgenaues Greifen, kontrolliertes Stützen oder zielgerichtetes Werfen.

Koordination und Beweglichkeit allein genügen jedoch nicht. Wer keine Kraft hat, kann seinen Arm nur mit Unterstützung heben. Zudem ist Kraft zusammen mit der

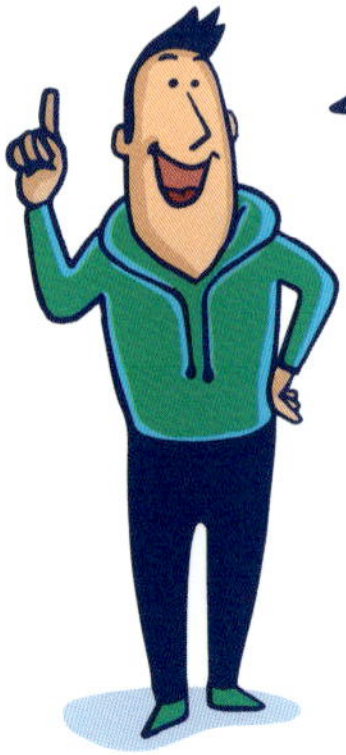

Übertragen Sie die Punkte gleich in die Auswertungstabelle (Seite 75).

Koordination die Basis für eine ausreichende Stabilität der Schulter. Natürlich braucht beispielsweise jemand, der auf dem Bau arbeitet, mehr Kraft als jemand, der den ganzen Tag am Schreibtisch sitzt. Aber auch im Büro muss man ab und zu einen schweren Ordner tragen. Deshalb ist Krafttraining für alle wichtig: Jeder, der seinen Alltag beschwerdefrei bewältigen möchte, braucht ausreichend Kraft.

Durchführung Die folgenden Übungen testen die Koordination und Kraft in Ihren Schultern. Als Gewicht können Sie ganz einfach zwei Einliterflaschen verwenden.

- Zunächst wird jeweils eine bestimmte Position eingenommen, dann wird das Gewicht so lange wie möglich in dieser Position gehalten.
- Damit die Tests aussagekräftig sind, dürfen Sie sie nicht vorschnell abbrechen. Es ist völlig normal, dass der Arm gegen Ende einer Übung zittert. Halten Sie durch, bis Sie die Position wirklich nicht mehr halten können!
- Notieren Sie nach der Übung Ihre Zeit und kreuzen Sie an, auf welchem Niveau Sie sind.
- Machen Sie 30 Sekunden Pause, dann wechseln Sie die Seite.

Das brauchen Sie Sie benötigen einen Spiegel, ein Sofa oder Bett, zwei volle Einliterflaschen oder -tetrapaks (oder 1-Kilo-Hanteln), eine Stoppuhr (Handy), ein Notizbuch, einen Stift und je nach Leistungsniveau 5–25 Minuten Zeit.

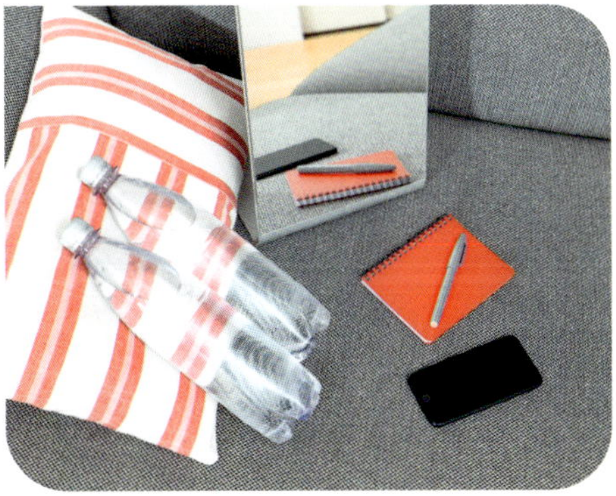

Innenrotation

Nehmen Sie eine Wasserflasche in die rechte Hand. Legen Sie sich auf den Rücken, die rechte Schulter liegt am Rand des Sofas auf. Strecken Sie den rechten Arm zur Seite aus, und winkeln Sie den Ellenbogen um 90 Grad nach oben an. Der Oberarm hängt frei in der Luft. Halten Sie die Position so lange wie möglich. Stoppen und notieren Sie die Zeit. Wiederholen Sie die Übung anschließend mit dem linken Arm.

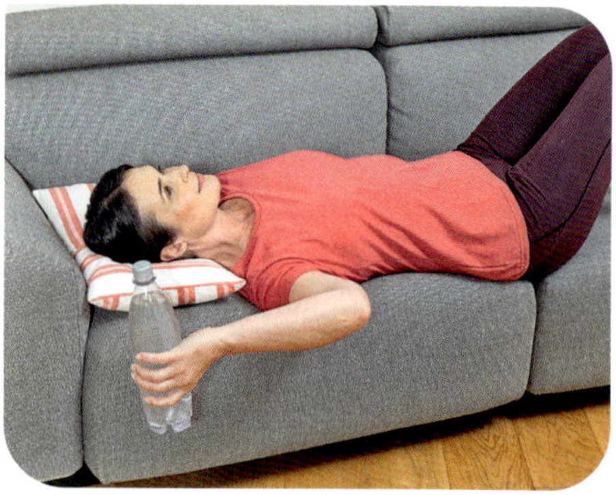

Erreichte Zeit rechts: ______ links: ______

Innenrotation

Ich kann die Position mit der betroffenen Seite ...	Koordination	Kraft
... auch ohne Flasche gar nicht einnehmen.	☐ 0 Punkte	☐ 0 Punkte
... mit Flasche...		
... weniger als 1 Minute halten.	☐ 1 Punkt	☐ 0 Punkte
... mindestens 1 Minute halten.	☐ 1 Punkt	☐ 1 Punkt
... mindestens 2 Minuten halten.	☐ 2 Punkte	☐ 2 Punkte
... mindestens 3 Minuten und 30 Sekunden halten.	☐ 3 Punkte	☐ 3 Punkte

Außenrotation

Nehmen Sie eine Wasserflasche in die linke Hand. Legen Sie sich auf die rechte Seite, der linke Arm liegt seitlich am Körper an. Der linke Ellenbogen ist um 90 Grad gebeugt. Halten Sie die Position so lange wie möglich. Stoppen und notieren Sie die Zeit. Wiederholen Sie die Übung anschließend mit dem rechten Arm.

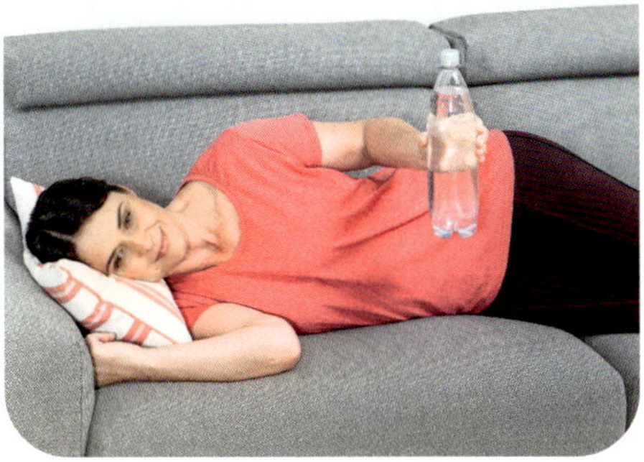

Erreichte Zeit rechts: ______ links: ______

Außenrotation

Ich kann die Position mit der betroffenen Seite ...	Koordination	Kraft
... auch ohne Flasche gar nicht einnehmen.	☐ 0 Punkte	☐ 0 Punkte
... mit Flasche ...		
... weniger als 1 Minute halten.	☐ 1 Punkt	☐ 0 Punkte
... mindestens 1 Minute halten.	☐ 1 Punkt	☐ 1 Punkt
... mindestens 2 Minuten halten.	☐ 2 Punkte	☐ 2 Punkte
... mindestens 3 Minuten halten.	☐ 3 Punkte	☐ 3 Punkte

Frontheben

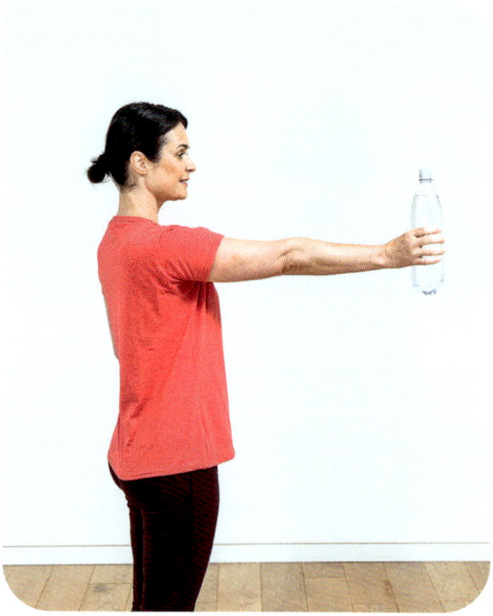

Nehmen Sie eine Wasserflasche in die rechte Hand. Sie stehen aufrecht und strecken den rechten Arm nach vorn aus. Halten Sie die Position so lange wie möglich. Stoppen und notieren Sie die Zeit. Wiederholen Sie die Übung anschließend mit dem linken Arm.

Erreichte Zeit rechts: ______ links: ______

Frontheben

Ich kann die Position mit der betroffenen Seite...	**Koordination**	**Kraft**
... auch ohne Flasche gar nicht einnehmen.	☐ 0 Punkte	☐ 0 Punkte
... mit Flasche ...		
... weniger als 1 Minute halten.	☐ 1 Punkt	☐ 0 Punkte
... mindestens 1 Minute halten.	☐ 1 Punkt	☐ 1 Punkt
... mindestens 2 Minuten halten.	☐ 2 Punkte	☐ 2 Punkte
... mindestens 3 Minuten halten.	☐ 3 Punkte	☐ 3 Punkte

Seitheben

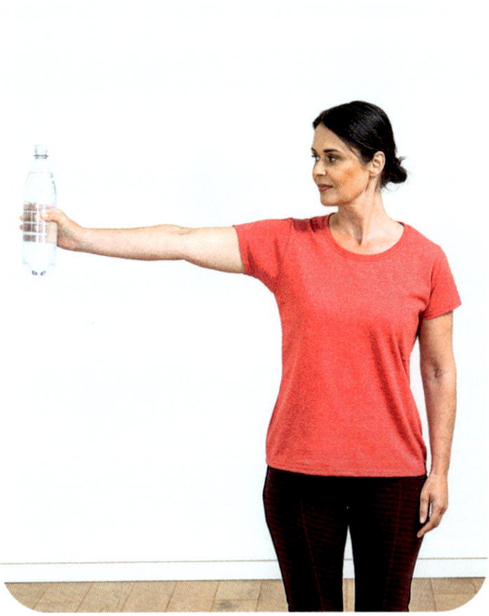

Nehmen Sie eine Wasserflasche in die rechte Hand. Sie stehen aufrecht und strecken den rechten Arm wieder aus, aber nun zur rechten Seite. Halten Sie die Position so lange wie möglich. Stoppen und notieren Sie die Zeit. Wiederholen Sie die Übung anschließend mit dem linken Arm.

Erreichte Zeit rechts: ______ links: ______

Seitheben

Ich kann die Position mit der betroffenen Seite …	Koordination	Kraft
… auch ohne Flasche gar nicht einnehmen.	☐ 0 Punkte	☐ 0 Punkte
… mit Flasche …		
… weniger als 30 Sekunden halten.	☐ 1 Punkt	☐ 0 Punkte
… mindestens 30 Sekunden halten.	☐ 1 Punkt	☐ 1 Punkt
… mindestens 1 Minute halten.	☐ 2 Punkte	☐ 2 Punkte
… mindestens 2 Minuten halten.	☐ 3 Punkte	☐ 3 Punkte

Schulterblätter zusammenführen

Nehmen Sie in beide Hände jeweils eine Wasserflasche. Legen Sie sich auf den Bauch, die Arme sind neben dem Körper ausgestreckt. Heben Sie den Kopf und beide Arme an und ziehen Sie die Schulterblätter hinter dem Rücken zusammen. Halten Sie die Position so lange wie möglich. Falls Sie einen Arm früher nicht mehr halten können, halten Sie die andere Seite weiter. Stoppen und notieren Sie die Zeiten.

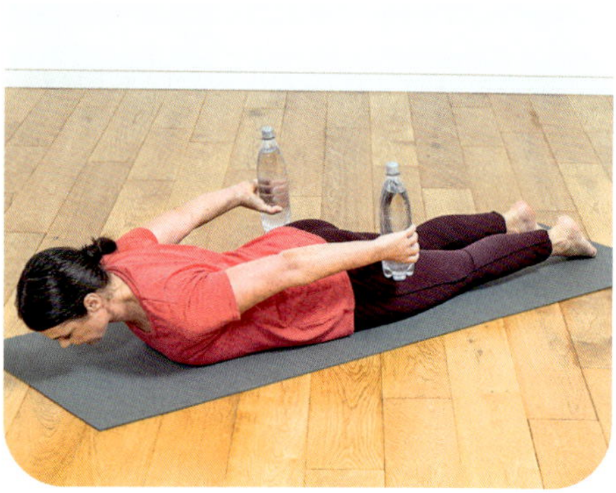

Erreichte Zeit rechts: ______ links: ______

Ich kann die Position mit der betroffenen Seite …

- … auch ohne Flasche gar nicht einnehmen. ☐ 0 Punkte
- … mit Flasche weniger als 30 Sekunden halten. ☐ 0 Punkte
- … mit Flasche mindestens 30 Sekunden halten. ☐ 1 Punkt
- … mit Flasche mindestens 1 Minute halten. ☐ 2 Punkte
- … mit Flasche mindestens 1 Minute und 30 Sekunden halten. ☐ 3 Punkte

Testung der Defizite bei Alltagsfunktionen

Im Alltag hat die Schulter im Wesentlichen vier Funktionen: etwas heben und tragen, über Kopf arbeiten, stützen sowie werfen. Ermitteln Sie anhand der folgenden Tests, wie gut Sie welche Tätigkeit durchführen können. Damit die Tests aussagekräftig sind, müssen Sie wirklich alles geben! Voraussetzung ist deshalb, dass Ihre Schulter nur gering irritierbar und schmerzfrei ist (Seite 51).

Das brauchen Sie Für die Testung benötigen Sie eine Stoppuhr (Handy), ein Maßband und verschiedene Gewichte, die Sie in jedem Haushalt finden.

- 3 Kilo: Stellen Sie z. B. drei Packungen Mehl oder Zucker in eine Einkaufskiste.
- 5 Kilo: Stellen Sie z. B. fünf Packungen Mehl oder Zucker in eine Einkaufskiste, nehmen sie eine halb volle Sprudelkiste oder einen etwas befüllten Wäschekorb.
- 12 Kilo: Nehmen Sie eine volle Sprudelkiste.

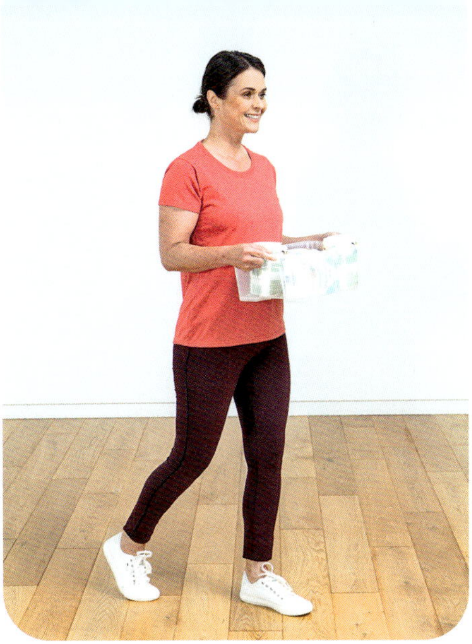

Heben und Tragen

Stellen Sie sich aufrecht hin. Heben Sie vor Ihrem Körper verschieden schwere Gegenstände an und gehen Sie damit 10 Meter.

Erreichtes Gewicht: ____________________

Ich kann …

- … nichts heben und tragen. ☐ 0 Punkte
- … Gegenstände mit weniger als 5 Kilo heben und tragen. ☐ 1 Punkt
- … Gegenstände mit mindestens 5 Kilo heben und tragen. ☐ 2 Punkte
- … Gegenstände mit mehr als 12 Kilo heben und tragen. ☐ 3 Punkte

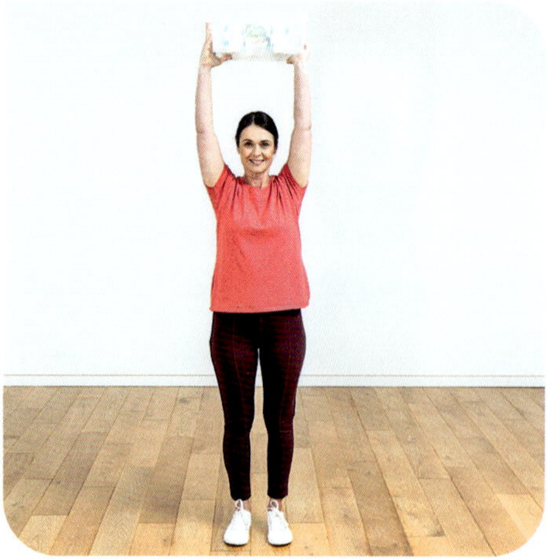

Überkopfarbeit

Heben Sie verschieden schwere Gegenstände bis über den Kopf und halten sie dort für mindestens 15 Sekunden.

Erreichtes Gewicht: ____________________

Ich kann ...

- ... nichts über Kopf heben und halten. ☐ 0 Punkte
- ... Gegenstände mit weniger als 3 Kilo über Kopf heben und halten. ☐ 1 Punkt
- ... Gegenstände mit mindestens 3 Kilo über Kopf heben und halten. ☐ 2 Punkte
- ... Gegenstände mit mehr als 5 Kilo über Kopf heben und halten. ☐ 3 Punkte

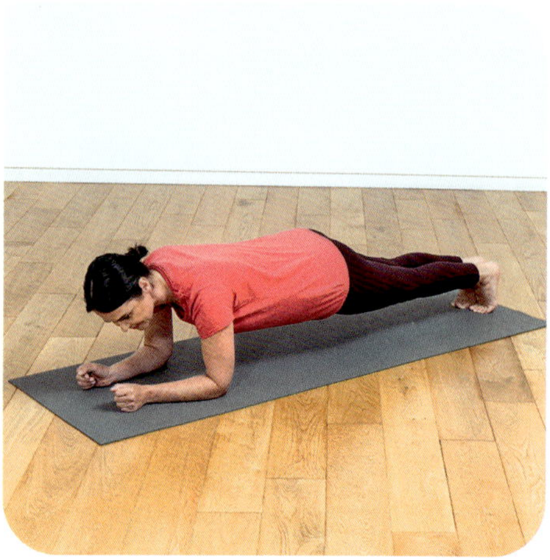

Stützen

Begeben Sie sich in den Unterarmstütz (Seite 106). Kopf, Schultern, Becken und Füße bilden eine Linie. Halten Sie die Position so lange wie möglich und stoppen Sie die Zeit.

Erreichte Zeit: ____________________

Ich kann ...

- ... keinen Unterarmstütz. ☐ 0 Punkte
- ... den Unterarmstütz weniger als 30 Sekunden halten. ☐ 1 Punkt
- ... den Unterarmstütz zwischen 30 und 90 Sekunden halten. ☐ 2 Punkte
- ... den Unterarmstütz über 90 Sekunden halten. ☐ 3 Punkte

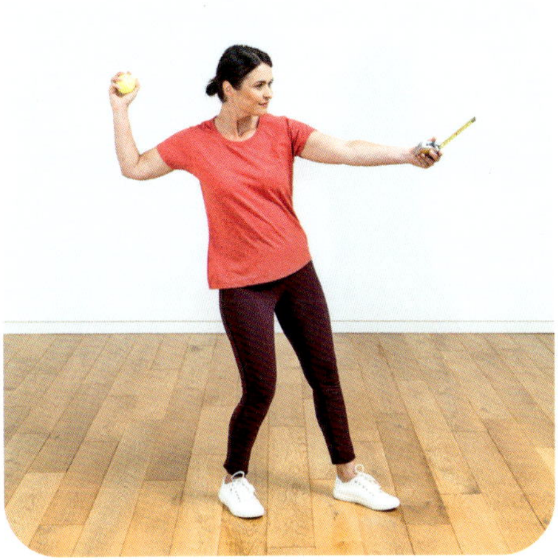

Werfen

Werfen Sie einen Tennisball jeweils mit dem gesunden und dem betroffenen Arm so weit wie möglich. Messen Sie die Distanz.

Erreichte Weite rechts: ______ links: _____

- Ich kann nicht werfen. ☐ 0 Punkte
- Mit dem betroffenen Arm werfe ich etwa halb so weit wie mit dem gesunden Arm. ☐ 1 Punkt
- Mit dem betroffenen Arm werfe ich ca. 25% kürzer als mit dem gesunden Arm. ☐ 2 Punkte
- Ich werfe mit beiden Armen ähnlich weit. ☐ 3 Punkte

Auswertung der Tests

In der Auswertungstabelle (Seite 76) haben Sie alle Testergebnisse zusammengetragen. Errechnen Sie nun bei den Tests zur Beweglichkeit, Koordination und Kraft, wie viele Punkte Sie pro Bereich erreicht haben. Daraus folgt eine Empfehlung der für Sie geeigneten Übungsprogramme.

Beweglichkeit	Punkte	
Schürzengriff		
Nackengriff		
Arm nach vorn heben		
Arm zur Seite heben		
Punkte Beweglichkeit insgesamt		
Übungsprogramm	☐ 0–4 Punkte: Einsteiger ☐ 5–8 Punkte: Fortgeschrittene ☐ 9–12 Punkte: Profis	
Koordination und Kraft	**Koordination / Punkte**	**Kraft / Punkte**
Innenrotation		
Außenrotation		
Frontheben		
Seitheben		
Schulterblätter		
Punkte Koordination insgesamt		
Übungsprogramme	☐ 0–4 Punkte: Einsteiger ☐ 5–9 Punkte: Fortgeschrittene ☐ 10–15 Punkte: Profis	☐ 0–4 Punkte: Einsteiger ☐ 5–9 Punkte: Fortgeschrittene ☐ 10–15 Punkte: Profis
Alltagsfunktionen	**Punkte**	
Heben und Tragen		
Überkopfarbeit		
Stützen		
Werfen		

Welches Programm soll ich durchführen?

Nun haben Sie mindestens drei für Sie passende Übungsprogramme ermittelt. Alle regelmäßig durchzuführen ist allerdings für die meisten Menschen unrealistisch. Konzentrieren Sie sich deshalb zunächst auf die ein bis zwei Bereiche, in denen Sie die niedrigste Punktzahl erreicht haben.

Beachten Sie jedoch auch, warum Sie so wenige Punkte erreicht haben. Wenn Sie beispielsweise im Bereich Beweglichkeit 0 Punkte haben, weil Ihnen die Kraft fehlt, ist es empfehlenswert, zunächst das Übungsprogramm Koordination durchzuführen. Oder wenn Sie in den Bereichen Koordination und Kraft 0 Punkte haben, weil Sie die Testposition nicht einnehmen können, sollten Sie zunächst das Übungsprogramm im Bereich Beweglichkeit durchführen.

Im Bereich der Alltagsaktivitäten gibt es für jede der vier Funktionen ein eigenes Übungsprogramm. Bei welcher Tätigkeit hatten Sie die niedrigste Punktzahl? Welche Funktion ist für Sie im Alltag besonders wichtig? Wählen Sie das entsprechende Programm.

Wie oft und wie lange soll ich das Programm durchführen?

Die Programme bestehen aus jeweils drei bis fünf Übungen. Es ist ratsam, sie alle zwei Tage zu absolvieren, nehmen Sie sich jedoch nicht zu viele Übungen für eine Einheit vor. Sie können die Übungen der verschiedenen Programme auf die Woche verteilen. Mehr dazu erfahren Sie im folgenden Kapitel.

Am besten wiederholen Sie die Tests nach 6–8 Wochen Training. Sehen Sie dann Ihre Fortschritte und passen Sie Ihr Übungsprogramm an.

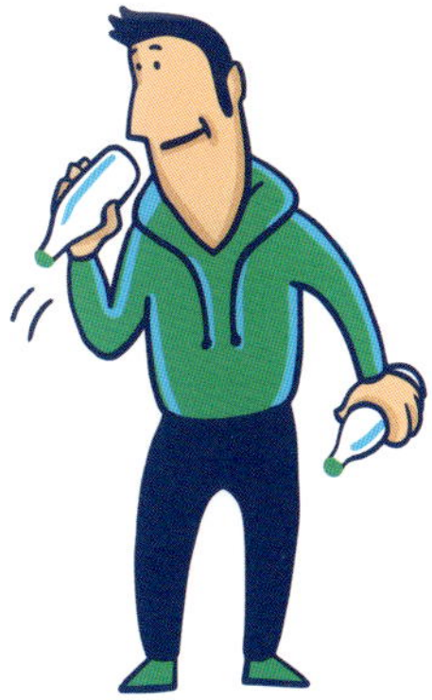

Den inneren Schweinehund überwinden

Es genügt nicht, die Übungen zu kennen, wir müssen sie auch durchführen. Hier steht uns oft der innere Schweinehund im Weg. Wie Sie ihn überwinden, erfahren Sie hier.

Wenn Sie schon länger Schulterprobleme haben, dann haben Sie bestimmt auch schon die ein oder andere Schulterübung ausprobiert. Aber sind Sie auch drangeblieben? Das A und O für ein erfolgreiches Training ist, langfristig regelmäßig zu üben. Und genau hier liegt für die meisten das größte Problem. Die Übungen können noch so gut sein – werden sie nur einmal im Monat durchgeführt, sind wenig Erfolge zu sehen. Was können Sie tun, um motiviert zu bleiben?

Sinnvolle Ziele

Je größer und herausfordernder ein Ziel ist, desto wichtiger ist es, dauerhaft am Ball zu bleiben. Aber umso schwieriger ist es auch, es nicht aus den Augen zu verlieren. Ihr Ziel sollte möglichst konkret sein, dadurch gibt es Ihnen Orientierung, wo Sie am besten anfangen. Zudem können Sie so besser entscheiden, welche Übungen die wichtigsten für Sie sind. Es fällt Ihnen also leichter, Ihr Training gezielt und effizient zu gestalten.

Wichtig ist auch, sich über das Warum im Klaren zu sein. Wenn Sie wissen, warum Sie ein Ziel anstreben, gibt Ihnen das die Energie, sich mit den Übungen auseinanderzusetzen und mit dem Training zu starten. Es motiviert Sie zudem weiterzumachen, wenn es mal schwieriger wird, weil beispielsweise im Familienalltag gerade viel los ist.

Ihr Ziel sollte für Sie realistisch, messbar, alltagsnah und bedeutend sein. Wo sind Sie in Ihrem Alltag aufgrund Ihrer Schulter am meisten eingeschränkt? Beispielsweise ist ein Dachdecker, der aufgrund seiner Schwäche in der Schulter keine schweren Lasten mehr tragen kann, arbeitsunfähig. Eine Handballerin kann nicht mehr am Training oder an Spielen teilnehmen, wenn sie aufgrund der Schmerzen nicht werfen kann.

Zwischenziele setzen

Setzen Sie sich lieber mehrere kleine und konkrete Zwischenziele als nur ein großes. Denn jedes Erreichen eines Ziels stärkt Ihr Selbstvertrauen und motiviert Sie, das nächste Ziel zu verfolgen. Überlegen Sie sich schon am Anfang, wie Sie sich belohnen, wenn Sie ein Zwischenziel erreicht haben. Erzählen Sie auch anderen von Ihren Zielen. Erstellen Sie einen Trainingsplan für den Alltag, um Ihr Zwischenziel zu erreichen. Wie das aussehen kann, finden Sie in der Tabelle am Beispiel eines Logistikers dargestellt.

Zwischenziele setzen am Beispiel eines Logistikers

Vorgehen	Logistiker
Welche Alltagstätigkeit fällt Ihnen aufgrund der Schulterprobleme schwer?	In meinem Berufsalltag muss ich bis zu 10 Kilogramm schwere Waren in ein Regal einräumen, auch über Kopf.
Warum fällt Ihnen diese Tätigkeit schwer?	Ich bin zu schwach.
Fortschritte zu sehen motiviert – was ist Ihr aktueller Stand?	Derzeit kann ich 2 Kilogramm schwere Waren in ein Regalbrett auf Brusthöhe stellen.
Setzen Sie sich ein konkretes Ziel: Bis wann möchten Sie was erreichen?	In 3 Monaten kann ich 5 Kilogramm schwere Waren in ein Regalbrett auf Augenhöhe stellen.

Vorgehen	Logistiker
Setzen Sie genau die Tätigkeit als Training um und notieren Sie Ihre Fortschritte.	Ich stelle jeden Tag 1,5 Kilogramm schwere Waren 3-mal so oft wie möglich in ein Regalbrett auf Brusthöhe (3 Durchgänge mit kleinen Pausen).
Evaluieren Sie regelmäßig, ob es realistisch ist, Ihr Ziel zu erreichen. Wo gibt es eventuell Hindernisse?	Nach 2 Monaten Training kann ich 4 Kilogramm schwere Waren in ein Regalbrett auf Augenhöhe stellen. Es ist realistisch, dass ich mein Ziel erreiche.
Kontrollieren Sie, ob Sie Ihr Ziel erreicht haben. Wenn ja: Was ist Ihr nächstes Ziel? Wenn nein: Woran liegt es?	Ich habe mein Ziel erreicht und belohne mich mit meinem Lieblingsessen. Für meinen Berufsalltag reichen die 5 Kilogramm nicht aus. Mein nächstes Ziel ist deshalb folgendes: Bis in 3 Monaten kann ich 10 Kilogramm schwere Waren in ein Regalbrett auf Augenhöhe stellen.

Was ist für Sie im Alltag realistisch und umsetzbar?

Überfordern Sie sich nicht. Wenn Sie sich zu viel vornehmen, heilt die Schulter auch nicht schneller, aber Sie verlieren bald die Lust und Motivation.

Sich nicht zu viel vornehmen

Durch die Tests haben sich mindestens drei Übungsprogramme für Sie ergeben. Wie oft sollen Sie diese nun absolvieren? Es ist sinnvoll, regelmäßig zu trainieren, idealerweise jeden zweiten Tag. Sie müssen jedoch nicht bei jeder Trainingseinheit sämtliche Übungen machen. Den meisten fällt es leichter, jeden zweiten Tag 15 Minuten zu trainieren als zwei Mal pro Woche 45 Minuten.

Suchen Sie sich deshalb zunächst nicht mehr als drei bis vier Übungen aus den Bereichen mit den meisten Defiziten aus. Wählen Sie ruhig die Übungen, die Ihnen am meisten Spaß machen. Jeder Mensch hat andere Vorlieben. Sie profitieren mehr davon, wenn Sie mit Freude alle zwei Tage drei bis vier Übungen sauber durchführen, als wenn Sie einmal im Monat zehn Übungen erledigen.

Langsam und regelmäßig steigern

Ein Training sollte für Sie anstrengend bis sehr anstrengend sein. Überlegen Sie sich also nach jedem Training, ob Sie wirklich ausgelastet sind. Steigern Sie beim nächsten Mal die Schwierigkeit der Übung oder das Gewicht, wenn Sie sich noch mehr zutrauen. Beobachten Sie Ihren Fortschritt, indem Sie beispielsweise ein Trainingstagebuch (Seite 138) führen. So stellen Sie sicher, dass Sie sich tatsächlich steigern und sich Ihren Zielen nähern.

Trainingsroutinen schaffen

Wenn das Training zur Routine wird, werden Sie sich irgendwann nicht mehr dazu überwinden müssen. Dabei hilft es, das Training in Ihren Alltag zu integrieren. Verbinden Sie die Übungen mit Aktivitäten, die Sie sowieso jeden Tag durchführen. Kleine Erinnerungen unterstützen Sie dabei, sie nicht zu vergessen. Führen Sie die Übungen z. B. immer nach dem Frühstück durch. Als Erinnerung könnten Sie sich ein Post-it auf den Toaster kleben.

Sie können sich auch einen festen Termin setzen, indem Sie beispielsweise zwei- oder dreimal in der Woche am frühen Abend 30 Minuten für das Training reservieren. Tragen Sie dies in Ihren Kalender ein – als verbindlichen Termin, den Sie nur in absoluten Ausnahmefällen verschieben können.

Gemeinsam trainieren

Wahrscheinlich sind Sie nicht die einzige Person in Ihrem Umfeld, die ein Gesundheitsproblem hat und von Training profitiert. Vielleicht können Sie sich zusammenschließen. Sie müssen ja nicht die gleichen Übungen durchführen! Zum einen macht es mehr Spaß, gemeinsam zu trainieren, zum anderen hat eine Verabredung eine Verbindlichkeit, die dabei hilft, am Ball zu bleiben.

Den richtigen Ort finden

Übungsgeräte in der tagtäglichen Umgebung haben den Vorteil, dass sie uns immer wieder ans Training erinnern. Jedoch sieht man hier beim Üben auch das staubige Regal, das dringend geputzt werden sollte. Schaffen Sie sich eine motivierende Umgebung, die Sie nicht ablenkt. Wenn Sie zu Hause trainieren möchten, haben Sie vielleicht genug Platz, um sich eine kleine Trainingsecke einzurichten. Hören Sie Musik beim Training, das motiviert und lenkt ab. Wenn Sie zu Hause keinen Platz oder keine Ruhe haben, suchen Sie nach einem geeigneten Angebot im Sportverein oder Fitnessstudio.

Die Übungen

Mithilfe der Tests haben Sie »Ihre« Übungsprogramme identifiziert. Auf den folgenden Seiten erfahren Sie, welche Übungen dazugehören und wie sie durchgeführt werden.

Es gibt drei Übungsprogramme (Beweglichkeit, Koordination und Kraft) mit jeweils drei Schwierigkeitsstufen, dazu vier Programme, die gezielt die Alltagsfunktionen der Schulter trainieren: Heben und Tragen, Überkopfaktivitäten, Stützen, Werfen. Die Griffleiste kennzeichnet, um welches Übungsprogramm es sich handelt.

Kostenloser Schulterpräventionskurs

Am Ende des Buches (Seite 143) finden Sie einen QR-Code, der Sie zu einem kostenlosen Schulterpräventionskurs führt. Hier werden einige der nachfolgenden Übungen als Video gezeigt. Der Kurs beinhaltet sowohl Beweglichkeits- als auch Koordinations- und Kräftigungsübungen. Die Schwierigkeit der Übungen steigert sich Woche für Woche.

Aufbau der Programme

Jedes Programm beginnt mit den Übungen für Einsteiger. Danach werden die Übungen nach und nach komplexer und belastender. Häufig sind Betroffene in allen drei Bereichen auf einem ähnlichen Niveau.

Übungen für Einsteiger

Die Übungen für Einsteiger sind geeignet, wenn eine hohe Irritierbarkeit (Seite 42) besteht. Berücksichtigen Sie hier die Schmerzampel (Seite 38). Für Ihre Schulter ist es jetzt einerseits wichtig, dass sie möglichst beweglich bleibt. Andererseits sollen die Übungen die Entzündung nicht weiter anfeuern.

Übungen für Fortgeschrittene

Besteht eine mittlere Irritierbarkeit (Seite 47), halten Sie schon etwas mehr Belastung aus. Für Sie sind die Übungen für Fortgeschrittenen die richtigen. Für eine optimale Heilung braucht Ihre Schulter jetzt unbedingt Bewegung und Belastung.

Übungen für Profis

Ihre Schulter ist strapazierbar, für die hohen Intensitäten im Sport oder Beruf reicht es aber noch nicht aus? Dann besteht eine niedrige Irritierbarkeit (Seite 51) und Sie sind bereit für die Übungen für Profis. Jetzt sind intensive Reize notwendig, um noch etwas zu verbessern: Je länger Sie die Position beim Dehnen halten, desto besser. Nur hohe Gewichte können Sie jetzt noch besser auf höhere Belastungen und damit auf Ihren Alltag vorbereiten.

Alltagsaktivitäten

Im Alltag muss unsere Schulter im Wesentlichen vier Funktionen erfüllen: Wir heben und tragen etwas, arbeiten über Kopf, stützen uns ab oder werfen. Natürlich braucht nicht jeder tagtäglich all diese Fähigkeiten. Überlegen Sie sich, was für Sie wichtig ist, und suchen Sie sich das für Sie passende Programm aus.

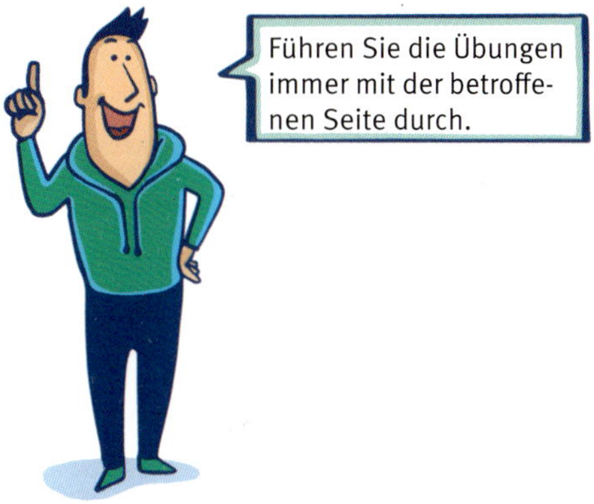

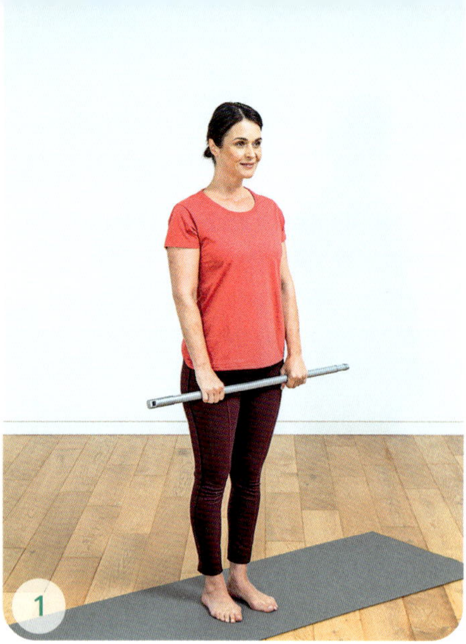

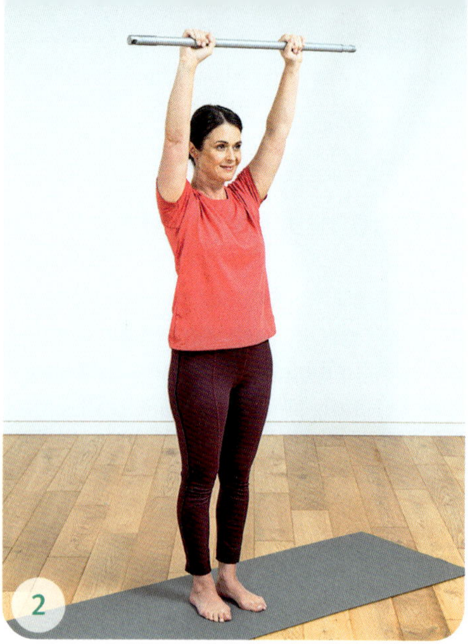

Frontheben-Dehnung

Das wird benötigt: ein Stab oder ein Besenstiel, ein Nordic-Walking- oder Ski-Stock

Ausgangsposition: Sie stehen aufrecht und greifen mit beiden Händen vor dem Körper einen Stab. ❶

Ausführung: Ziehen Sie mithilfe des Stabs den eingeschränkten Arm mit dem anderen Arm so weit wie möglich nach oben. Gehen Sie dabei bis kurz vor den Dehnschmerz. Achten Sie darauf, dass Ihr Oberkörper gerade bleibt und Ihre Schultern entspannt sind. Ziehen Sie Ihre Schultern nicht zu den Ohren. Halten Sie die Position. ❷

Haltezeit: 3-mal 1 Minute

Wirkung: Es zieht an der seitlichen Achsel.

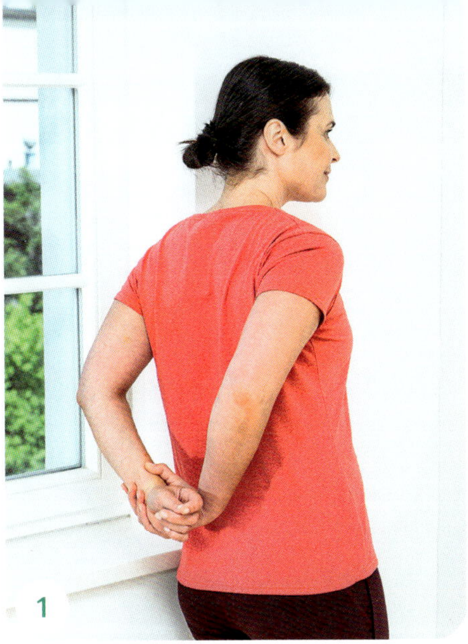

1

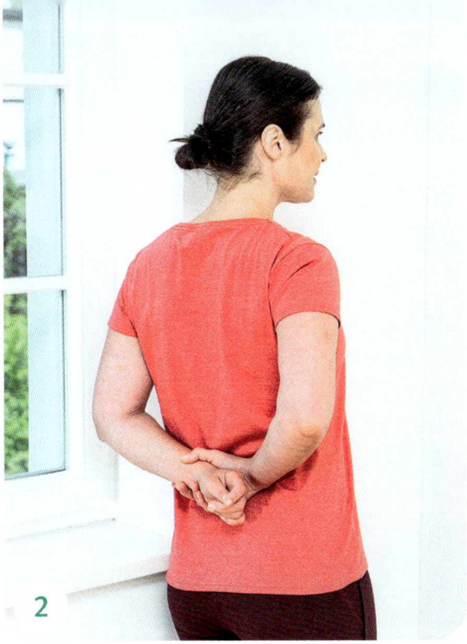

2

Schürzengriff-Dehnung

Das wird benötigt: ein Türrahmen, eine Schrank- oder Wandkante.

Ausgangsposition: Lehnen Sie sich mit Ihrer linken Schulter gegen eine Wandkante. Dieser verhindert, dass Ihre Schulter nach vorn ausweichen kann. Ihre linke Hand liegt so weit wie möglich hinter dem Rücken. (1)

Ausführung: Greifen Sie mit der rechten Hand den linken Unterarm. Ziehen Sie nun den linken Unterarm noch weiter hinter Ihren Rücken. Gehen Sie bis ans Bewegungsende und geben Sie dann geringfügig nach. Gehen Sie dabei bis kurz vor den Dehnschmerz. Halten Sie die Position. (2)

Haltezeit: 3-mal 1 Minute

Wirkung: Es zieht in der ganzen oder der vorderen Schulter.

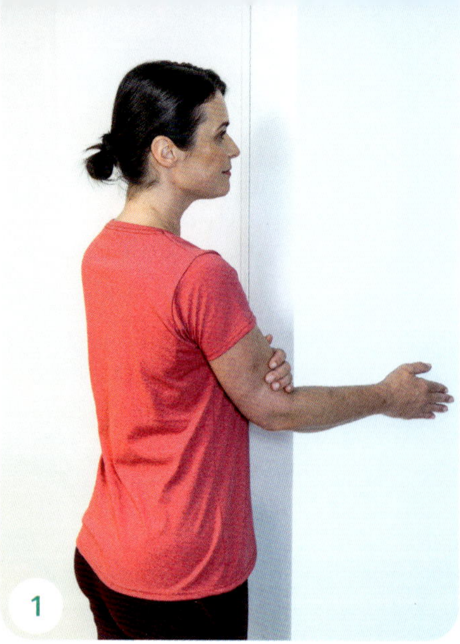

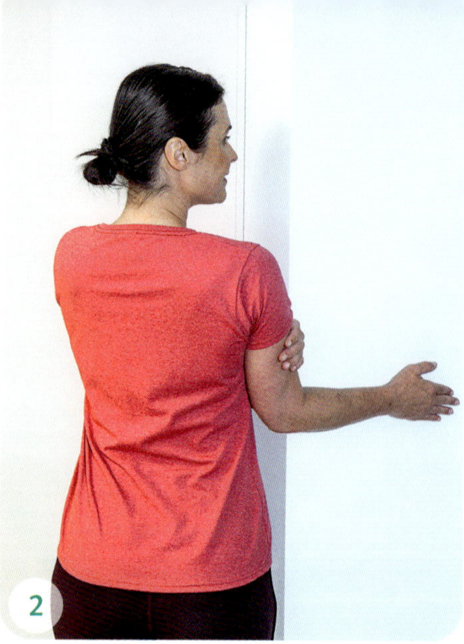

Außenrotationsdehnung

Das wird benötigt: ein Türrahmen

Ausgangsposition: Sie stehen aufrecht in einer Tür, der Blick ist zum Türrahmen gerichtet. Beugen Sie den rechten Ellenbogen um 90 Grad und legen Sie den rechten Unterarm mit der Handfläche an die Wand. Fixieren Sie mit der linken Hand den rechten Oberarm am Körper. ❶

Ausführung: Halten Sie den rechten Arm in seiner Position. Drehen Sie sich mit Ihrem gesamten Körper nach links. Der Körper bleibt aufrecht und der Oberarm am Körper. Dadurch entsteht in der rechten Schulter eine Außenrotation. Federn Sie am Bewegungsende und gehen Sie bis kurz vor den Dehnschmerz. ❷

Haltezeit: 3-mal 1 Minute

Wirkung: Es spannt je nach Irritierbarkeit in der ganzen oder an der vorderen Schulter.

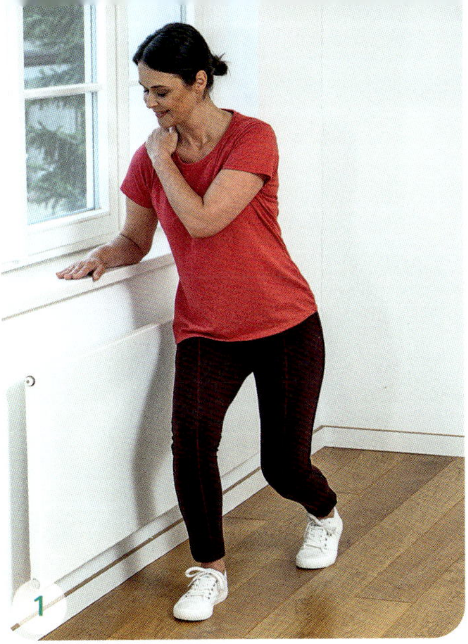

1

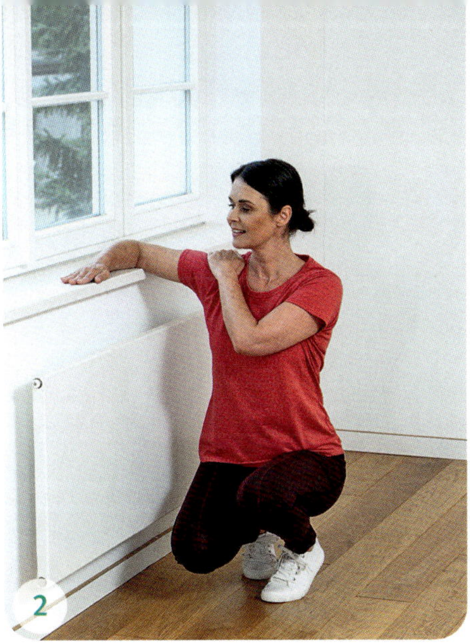

2

Kniebeuge mit abgespreiztem Arm

Das wird benötigt: ein Tisch, ein niedriger Schrank oder eine Fensterbank

Ausgangsposition: Sie stehen mit Ihrer rechten Seite neben einer Fensterbank. Heben Sie den rechten Arm leicht an, winkeln Sie den Unterarm an und legen ihn auf der Fensterbank ab. Ihre linke Hand liegt auf der rechten Schulter und hält das Schulterblatt unten. So wird vermieden, dass Sie die rechte Schulter zum Ohr ziehen. 1

Ausführung: Gehen Sie so weit wie möglich in die Hocke. Federn Sie zunächst und halten Sie dann die Endposition. Gehen Sie dabei bis zum Dehnschmerz. 2

Haltezeit: 3-mal 1 Minute

Wirkung: Es spannt seitlich entlang der Achsel oder zwickt in der Schulter.

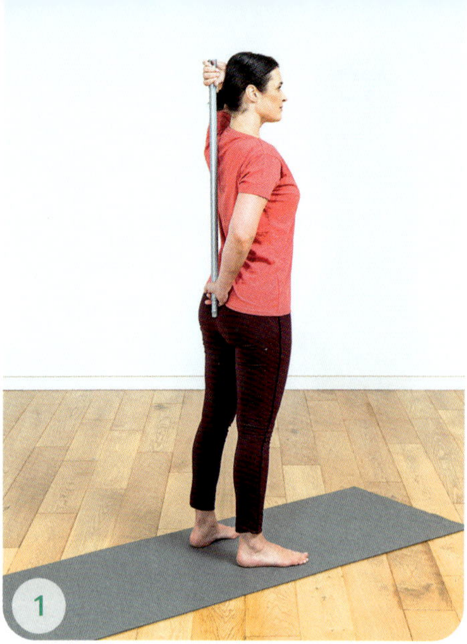

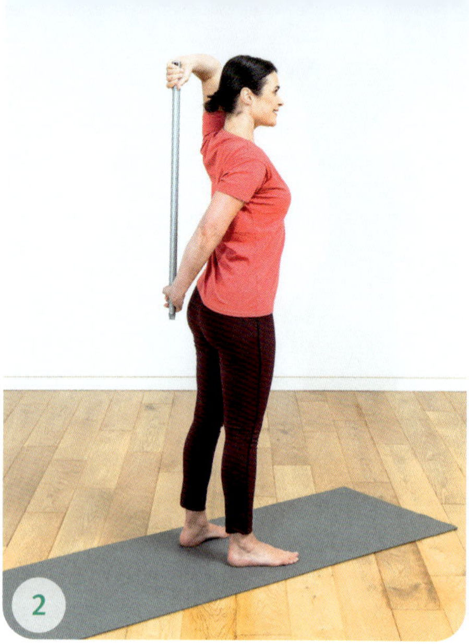

Schürzen- und Nackengriff mit Stab

Das wird benötigt: ein Stab

Ausgangsposition: Sie stehen aufrecht und halten einen Stab senkrecht hinter Ihrem Rücken. Ihre linke Hand befindet sich hinter dem Kopf, Ihre rechte Hand auf Höhe des unteren Rückens. 1

Ausführung: Bewegen Sie den Stab nun weg von Ihrem Rücken und halten Sie die Position. Der Stab bleibt dabei möglichst parallel zum Rücken. Der Oberkörper bleibt aufrecht. Federn Sie zunächst und halten Sie dann die Endposition. Gehen Sie dabei bis zum Dehnschmerz. Führen Sie die Übung anschließend andersherum durch. 2

Haltezeit: pro Seite 3-mal 1 Minute

Wirkung: Rechts zieht es am vorderen Oberarm und links entlang der äußeren Achsel.

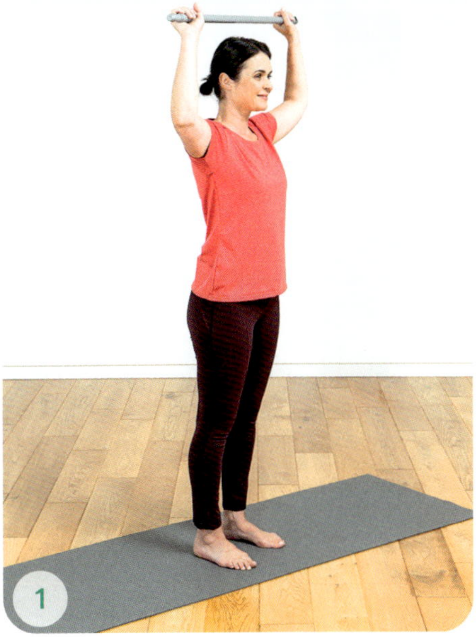

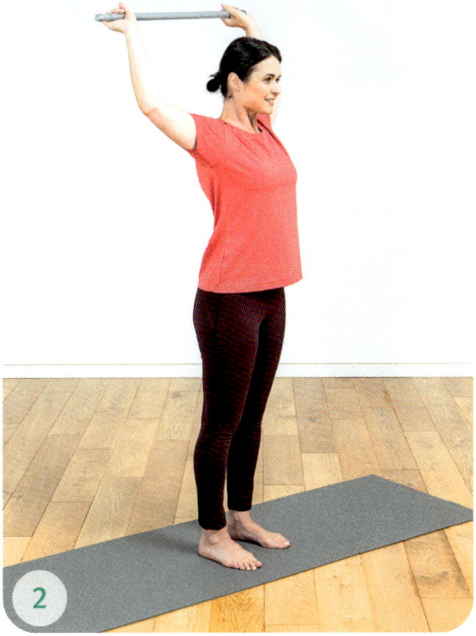

Überkopfdehnung

Das wird benötigt: ein Stab

Ausgangsposition: Sie stehen aufrecht und halten mit abgespreizten Armen und gebeugten Ellenbogen einen Stab knapp über dem Kopf. ❶

Ausführung: Bewegen Sie den Stab mit beiden Armen so weit wie möglich nach hinten. Federn Sie zunächst und halten Sie dann die Endposition. Gehen Sie dabei bis zum Dehnschmerz. Achten Sie darauf, dass Kopf und Oberkörper gerade bleiben. ❷

Haltezeit: 3-mal 1 Minute

Wirkung: Es spannt in der vorderen Schulter und/oder der Brust.

Dehnung des Schlafenden

Das wird benötigt: eine feste Unterlage (Matte, Decke oder Handtuch)

Ausgangsposition: Legen Sie sich auf die rechte Seite. Der rechte Arm liegt vor Ihrem Körper, sodass zwischen Rumpf und Oberarm ein rechter Winkel entsteht. Beugen Sie den rechten Ellenbogen um 90 Grad, sodass er nach oben zeigt. Umgreifen Sie mit Ihrer linken Hand den rechten Unterarm. ❶

Ausführung: Drücken Sie den rechten Unterarm mit Ihrer linken Hand so weit wie möglich in Richtung Boden. Dadurch dreht sich die Schulter nach innen. Gehen Sie dabei in den Dehnschmerz und halten Sie die Position. ❷

Haltezeit: 3 Minuten

Wirkung: Es zieht in der ganzen Schulter.

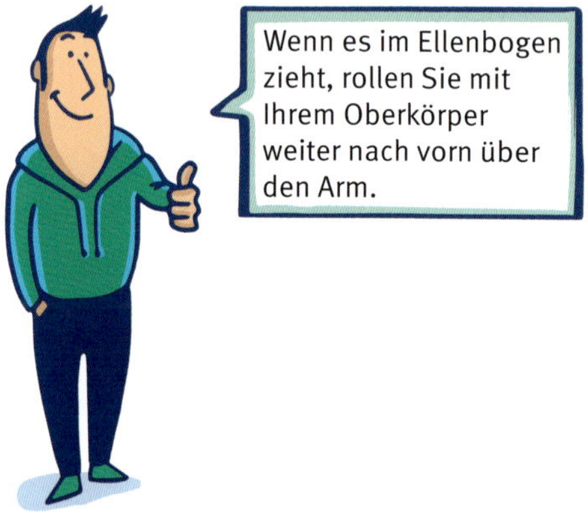

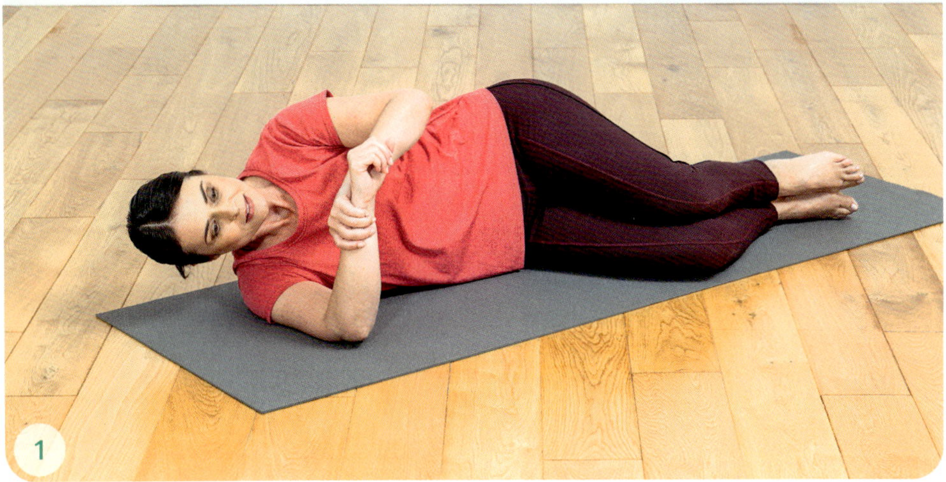

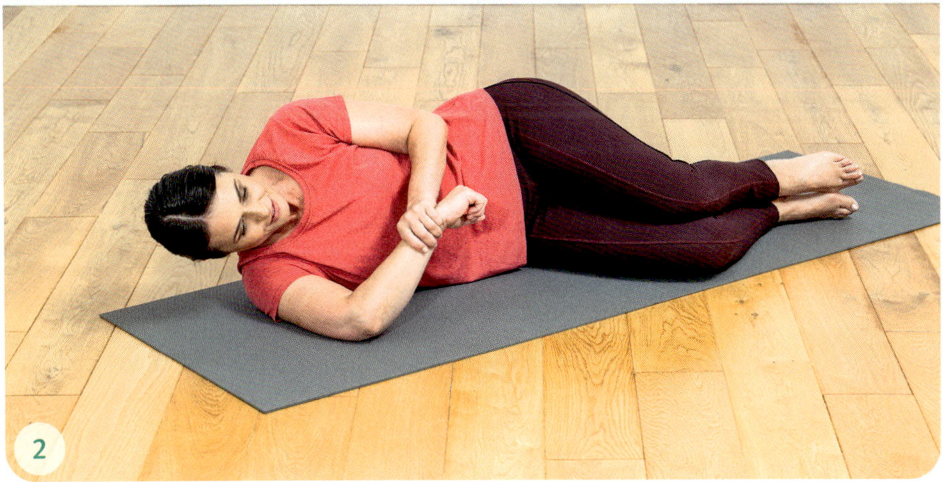

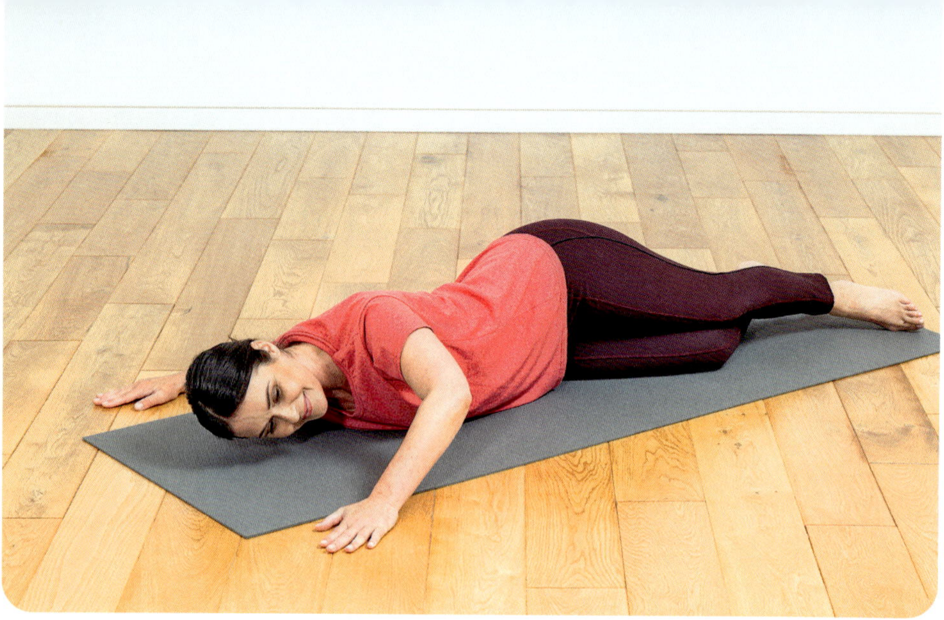

Schmetterlingsdehnung

Das wird benötigt: eine feste Unterlage (Matte, Decke oder Handtuch)

Ausgangsposition: Legen Sie sich auf den Bauch. Winkeln Sie den rechten Arm an, der Ellenbogen ist um 90 Grad gebeugt. Blicken Sie nach links und stützen Sie sich mit der linken Hand und dem linken Bein ab.

Ausführung: Drehen Sie Ihren Oberkörper in Richtung rechte Seitenlage. Ihr rechter Arm bleibt in der zuvor eingenommenen Stellung. Achten Sie darauf, dass die rechte Schulter auf der Matte bleibt. Gehen Sie dabei in den Dehnschmerz und halten Sie die Position.

Haltezeit: 3 Minuten

Wirkung: Es spannt in der vorderen Schulter.

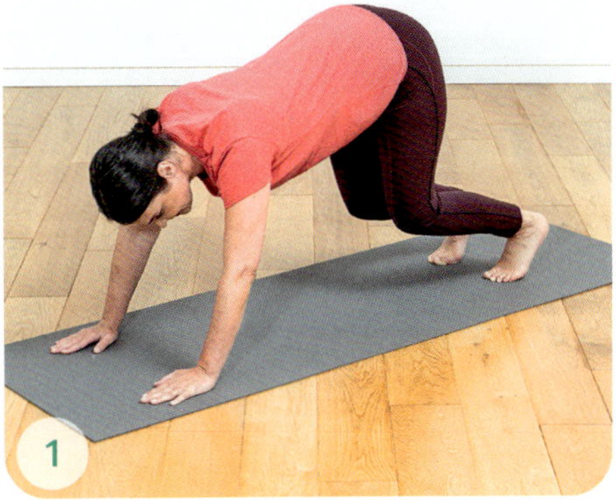

1

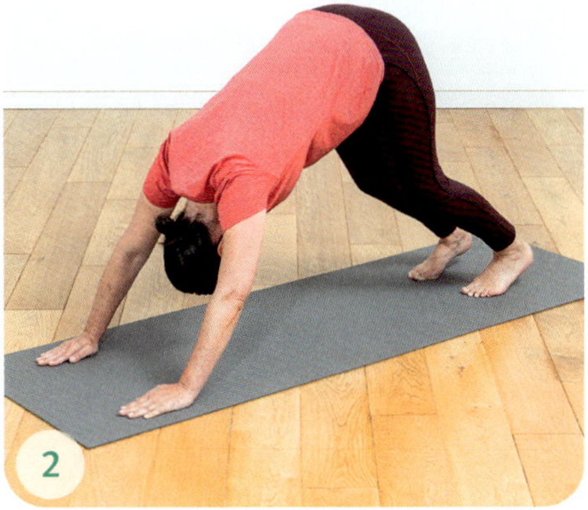

2

Herabschauender Hund

Das wird benötigt: eine feste Unterlage (Matte, Decke oder Handtuch)

Ausgangsposition: Stellen Sie sich auf die Zehenspitzen, beugen Sie Ihre Knie leicht und stützen Sie sich vorn mit den Händen auf dem Boden ab. Nun zeigt Ihr Gesäß nach oben und ist der höchste Punkt. Ihr Kopf ist zwischen den Schultern. 1

Ausführung: Verlagern Sie Ihr Gewicht nach hinten, sodass sich Ihre Schultern weiter öffnen. Drücken Sie mit den Händen in die Matte, als wollten Sie sie wegschieben. Gehen Sie dabei in den Dehnschmerz und halten Sie die Position. 2

Hinweis: Vermeiden Sie es, in die Schultern einzusinken.

Haltezeit: 3 Minuten

Wirkung: Es spannt an Achsel und Brust.

Life Hacks – Trainingsgeräte im Alltag

Sie würden die Übungen gern etwas aufpeppen, haben aber keine Hanteln oder Fitnessgeräte? Dann lassen Sie sich von den folgenden Life Hacks inspirieren.

Wasser- und Sandflaschen als Gewichte

Insbesondere wenn es um die Kräftigung Ihrer Schultermuskulatur geht, ist ein ausreichendes Gewicht das A und O für Ihren Trainingserfolg. Sie müssen sich dafür keine Hanteln anschaffen, mit Wasser oder Sand befüllte Flaschen funktionieren genauso gut und lassen sich in viele Übungen integrieren. Das Gewicht der Flaschen können Sie anpassen, indem Sie größere oder kleinere Flaschen verwenden und die Flaschen komplett oder nur zur Hälfte füllen. Wasserflaschen, die 1,5 Liter fassen, sind für die meisten Menschen schwer zu greifen. Steigern Sie deshalb das Gewicht der Einliterflaschen, indem Sie sie mit Sand befüllen. Vor dem Befüllen sollte die Flasche komplett trocken sein. 1 Liter Wasser wiegt 1 Kilogramm. Eine komplett mit Sand gefüllte Einliterflasche wiegt ca. 1,5 Kilogramm. Mit Wasser und Sand können Sie Ihr Trainingsgewicht also grammgenau variieren.

Nicht nur das Gewicht, auch die Art der Füllung wirkt sich auf den Schwierigkeitsgrad aus. Da Wasser in der Flasche bei den Übungen hin und her schwappt, muss Ihre Schulter mehr arbeiten, um das Gewicht zu stabilisieren. Übungen mit 0,5 Liter Wasser in einer Einliterflasche sind also schwieriger als Übungen mit 0,5 Liter Wasser in einer kleineren Flasche.

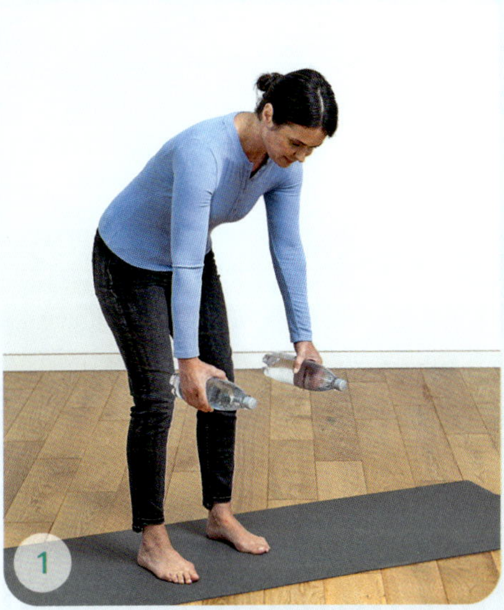

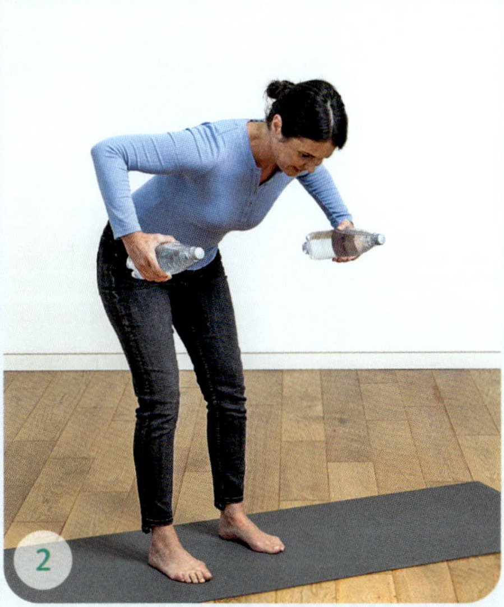

Rückwärtiger Schmetterling

Nehmen Sie in beide Hände jeweils eine Wasserflasche. Beugen Sie die Beine ein wenig und lehnen Sie sich mit Ihrem Oberkörper nach vorn. Ihre Wirbelsäule bleibt gerade – sprich: Machen Sie keinen Buckel. 1 Heben Sie nun beide Arme gebeugt nach oben Richtung Decke an. 2 Wenn das zu einfach ist, verwenden Sie Sandflaschen und heben beide Arme gestreckt in Richtung Decke an. 3 Ziehen Sie dabei Ihre Schulterblätter hinter dem Rücken zusammen. Vermeiden Sie es, Schwung zu holen.

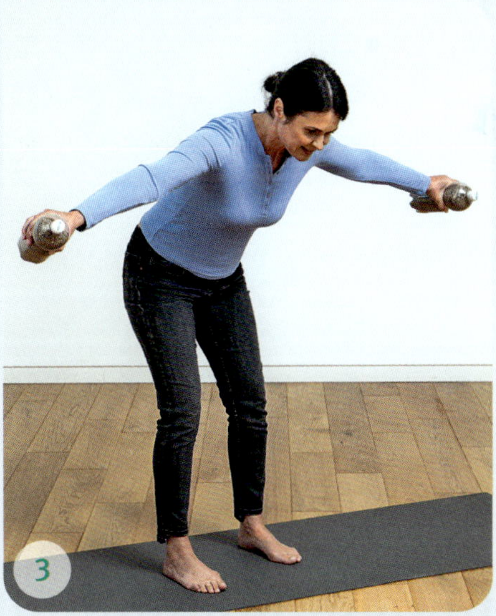

Gefüllter Rucksack als Gewicht

Mit einem Rucksack können Sie Ihr Gewicht ebenfalls ideal an Ihr Trainingsniveau anpassen und es schrittweise steigern. Befüllen Sie hierzu einfach einen Rucksack. Je nachdem, mit was Sie ihn befüllen und wie groß er ist, können Sie hier Trainingsgewichte von bis zu 10 Kilogramm erhalten.

Unterarmstütz mit Rucksack Ziehen Sie den Rucksack auf. Stützen Sie sich vorn auf Ihre Unterarme und hinten auf Ihre Füße. Ihre Ellenbogen befinden sich unter Ihren Schultern. Halten Sie Ihren Kopf gerade und blicken Sie nach unten zum Boden. Spannen Sie Ihren Bauch an, gleichzeitig drücken Sie Ihre Ellenbogen in den Boden, sodass Ihre Schulterblätter am Rumpf anliegen. Kopf, Schultern, Becken und Knie bilden eine Linie. Halten Sie die Position. ❶

Stuhl als Trainingsgerät

Ein Stuhl als Trainingsgerät dient dazu, sich abzustützen, und kann einige Übungen erleichtern. So sind Übungen im Liegestütz für die Schultermuskulatur sehr effektiv, zudem gewöhnt sich die Schulter dadurch an Stützbelastungen im Alltag. Am Anfang des Trainings sind Stützübungen auf einer Matte für Betroffene häufig zu schwer. Es wird leichter, wenn Sie sich bei der Durchführung der Übungen auf einem Stuhl abstützen.

Bergsteiger (Seite 108) mit Stuhl Stützen Sie sich mit beiden Händen auf die seitlichen Kanten der Sitzfläche eines Stuhls. Die Ellenbogen sind gestreckt, aber nicht überstreckt. Der ganze Körper ist nach vorn geneigt. Fuß, Knie, Becken, Schulter und Kopf bilden eine Linie. Ziehen Sie nun im Wechsel ein Bein an, der Körper bleibt dabei gerade. ❷

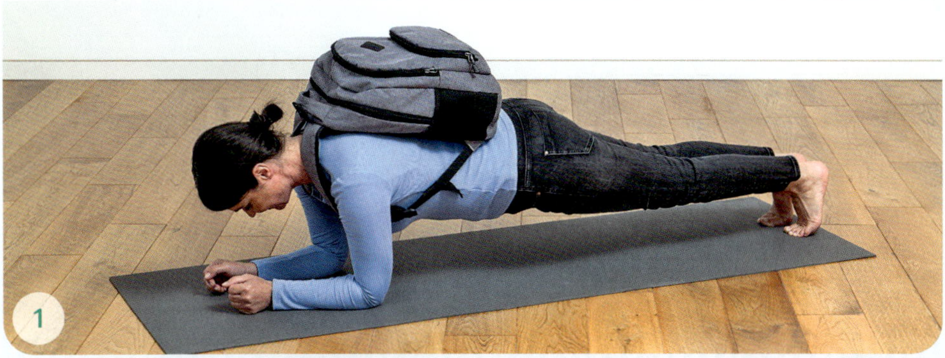
1

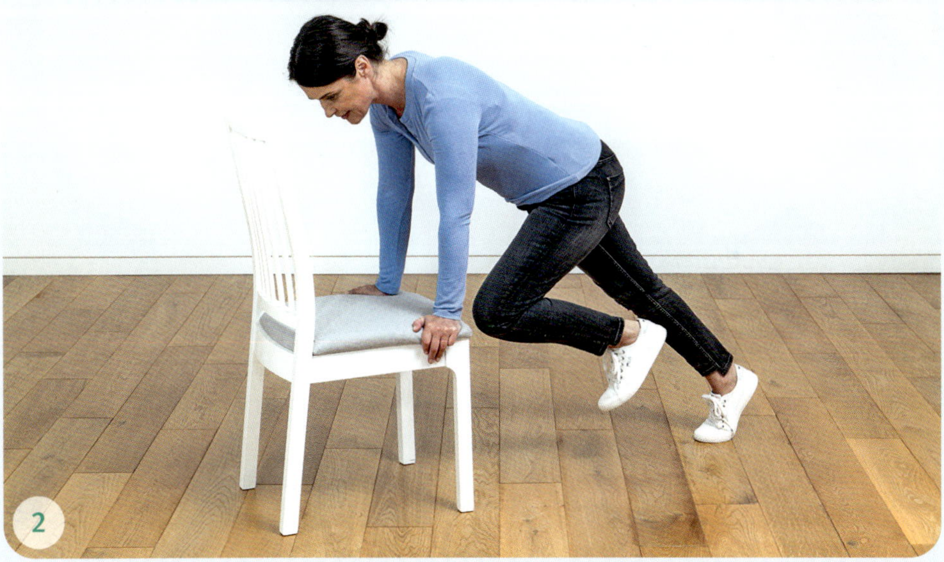
2

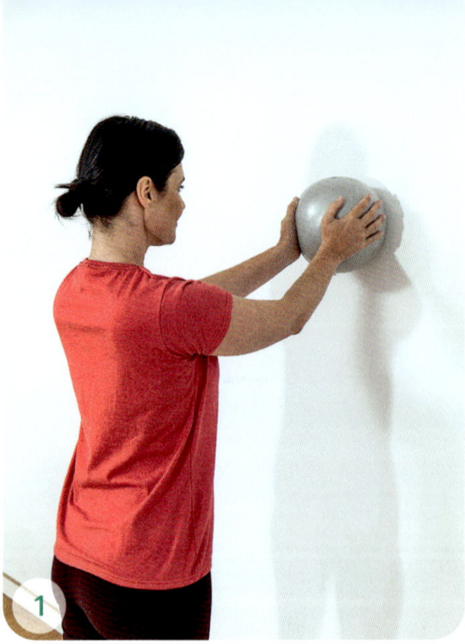

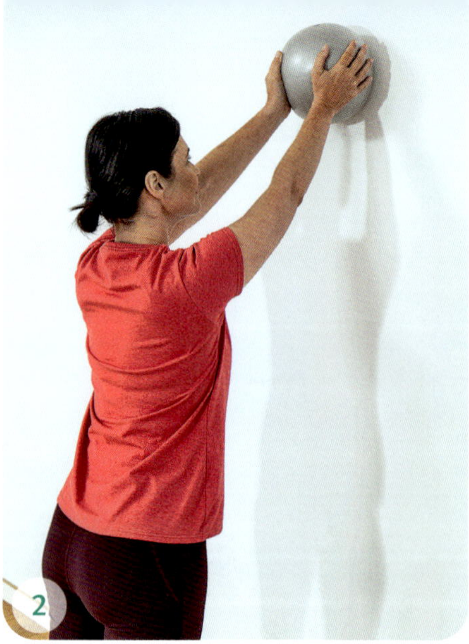

Ballrollen

Das wird benötigt: eine Wand und ein Ball

Ausgangsposition: Stellen Sie sich aufrecht vor eine Wand. Die Hände liegen auf einem Ball, den Sie etwa in Kopfhöhe leicht gegen die Wand drücken. ❶

Ausführung: Rollen Sie den Ball mit der rechten Hand so weit wie möglich nach oben. ❷ Die linke Hand unterstützt Sie dabei. Die Schultern sind entspannt und die Fersen bleiben auf dem Boden. Rollen Sie den Ball auf diese Weise nach oben und wieder nach unten.

Häufigkeit: 3 Sätze mit möglichst vielen Wiederholungen

Wirkung: Es wird immer schwerer, den Ball nach oben zu rollen, und zieht in der ganzen Schulter.

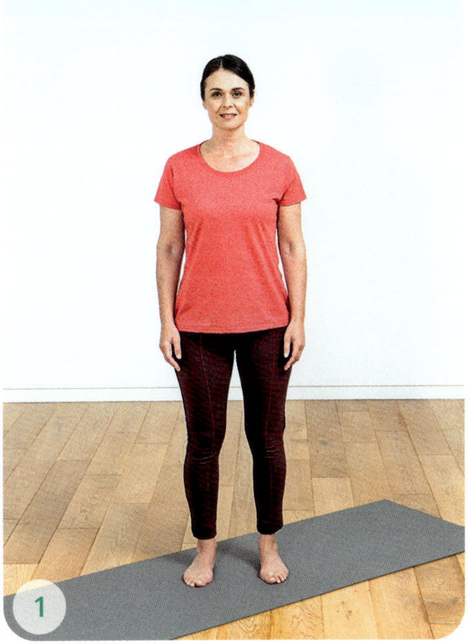

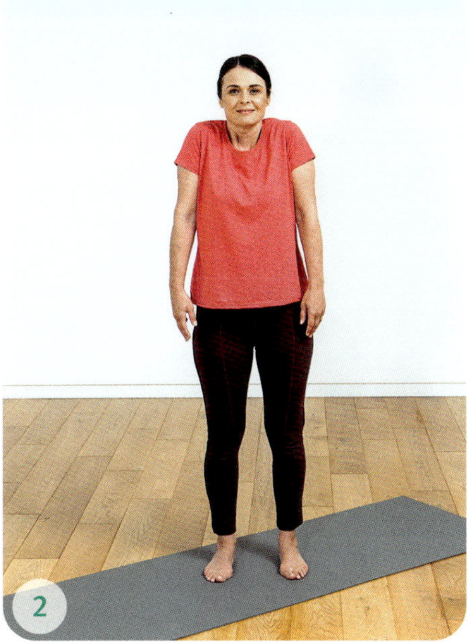

Schulterheben

Das wird benötigt: ein Spiegel

Ausgangsposition: Stellen Sie sich aufrecht vor einen Spiegel. Ihre Arme hängen seitlich neben dem Körper herunter. ❶

Ausführung: Ziehen Sie beide Schultern zu den Ohren, dann senken Sie sie wieder ab. Ziehen Sie beide Schultern gleich hoch. ❷

Häufigkeit: 3 Sätze mit möglichst vielen Wiederholungen

Wirkung: Es wird immer schwieriger, die Schultern hochzuziehen, und es zieht im Nacken.

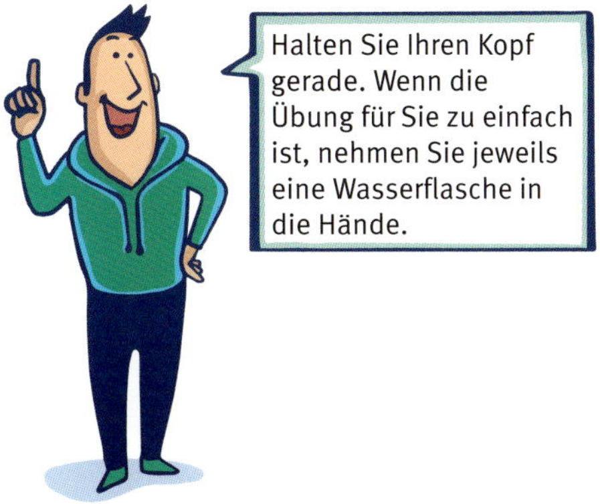

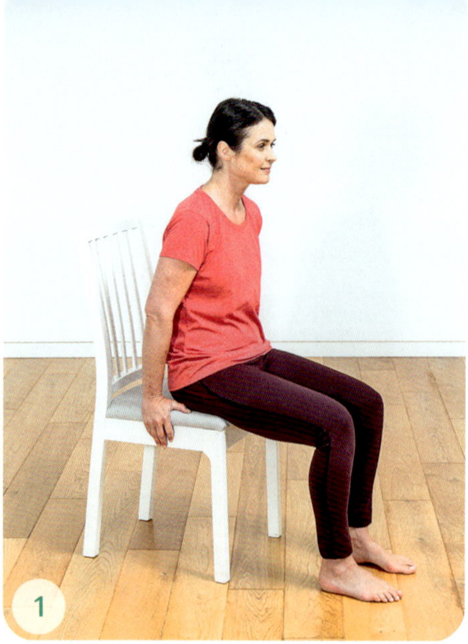

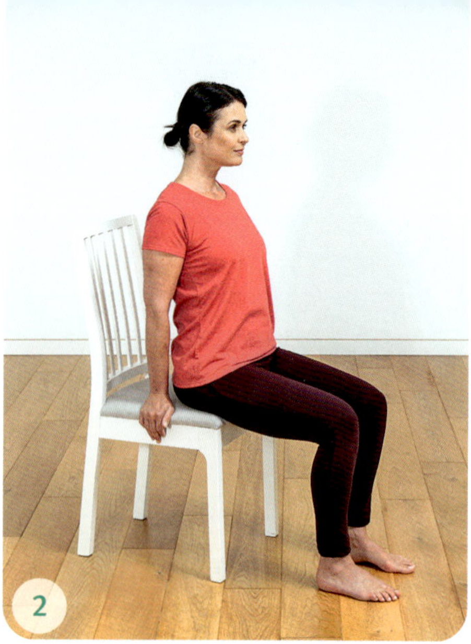

Hinterer Stütz – Fokus Schulterblätter

Das wird benötigt: ein Stuhl

Ausgangsposition: Setzen Sie sich auf einen Stuhl und stützen Sie Ihre Hände auf der Stuhlkante rechts und links neben Ihrem Gesäß ab. (1)

Ausführung: Drücken Sie Ihre Hände nach unten. Strecken Sie dabei Ihre Ellenbogen und ziehen Sie Ihre Schulterblätter hinter Ihrem Rücken nach unten und zusammen. Richten Sie Ihren Oberkörper auf. Der Kopf ist gerade, der Blick geht nach vorn. (2)

Hinweis: Heben Sie Ihr Gesäß leicht an, wenn Sie mehr als 25 Wiederholungen schaffen.

Häufigkeit: 3 Sätze mit möglichst vielen Wiederholungen

Wirkung: Es wird anstrengend zwischen den Schulterblättern.

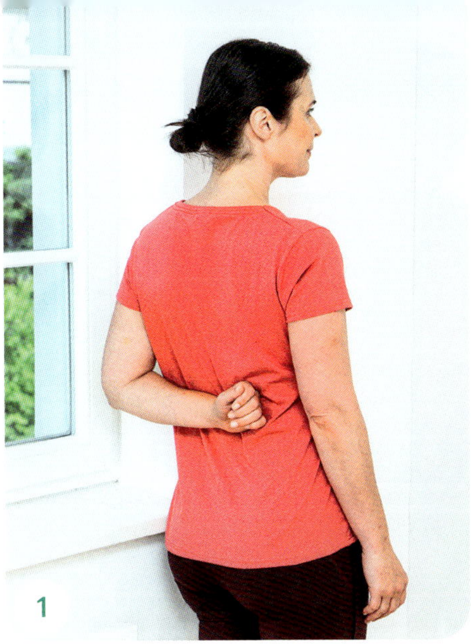

1

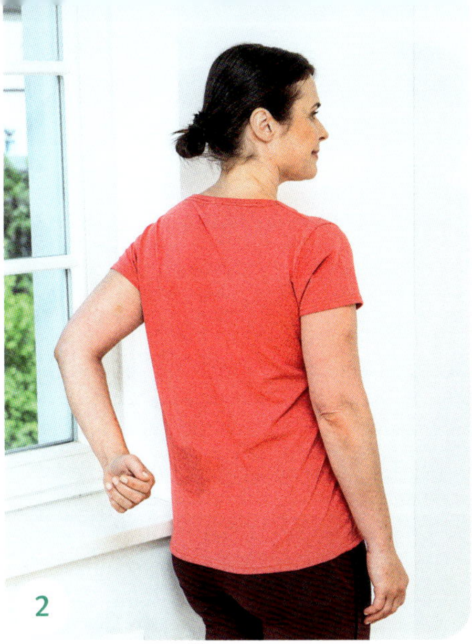

2

Aktiver Schürzengriff

Das wird benötigt: ein Türrahmen, eine Schrank- oder Wandkante.

Ausgangsposition: Lehnen Sie sich mit Ihrer linken Schulter gegen eine Wandkante. Dieser verhindert, dass Ihre Schulter nach vorn ausweichen kann. Legen Sie Ihre linke Hand so weit wie möglich hinter den Rücken. ❶

Ausführung: Heben Sie die Hand hinter dem Rücken an, sodass sie den Rücken nicht mehr berührt, und legen Sie sie wieder am Rücken ab. Die Bewegung geht also weg vom Rücken – nicht am Rücken entlang nach oben. Bleiben Sie dabei im schmerzfreien oder -armen Bereich. ❷

Häufigkeit: 3 Sätze mit möglichst vielen Wiederholungen

Wirkung: Es wird immer schwieriger, die Hand anzuheben.

Außenrotation in Seitenlage

Das wird benötigt: eine Matte, ein Sofa oder Bett sowie eine Wasserflasche

Ausgangsposition: Nehmen Sie eine Flasche in die linke Hand. Legen Sie sich auf Ihre rechte Seite. Legen Sie Ihren Oberarm auf dem Körper ab und beugen Sie Ihren Ellenbogen um 90 Grad. Jetzt liegt Ihr linker Unterarm vor Ihrem Bauch. 1

Ausführung: Drehen Sie den Unterarm nach oben zur Decke und wieder zurück. Ihr Oberarm liegt weiterhin am Körper an. 2

Häufigkeit: 3 Sätze mit möglichst vielen Wiederholungen

Wirkung: Es wird immer schwieriger, den Arm nach außen zu drehen; es zieht in der hinteren Schulter.

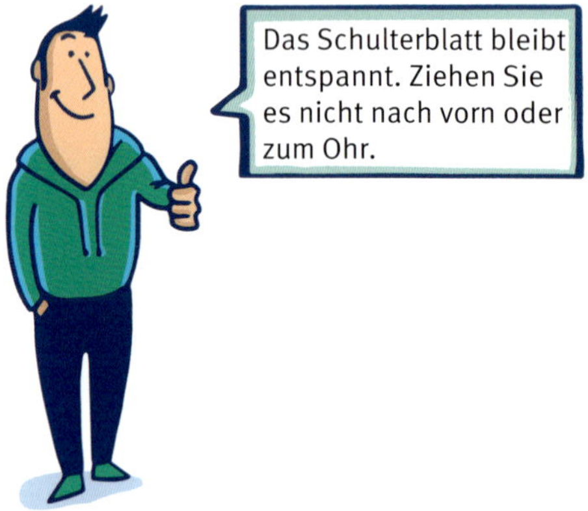

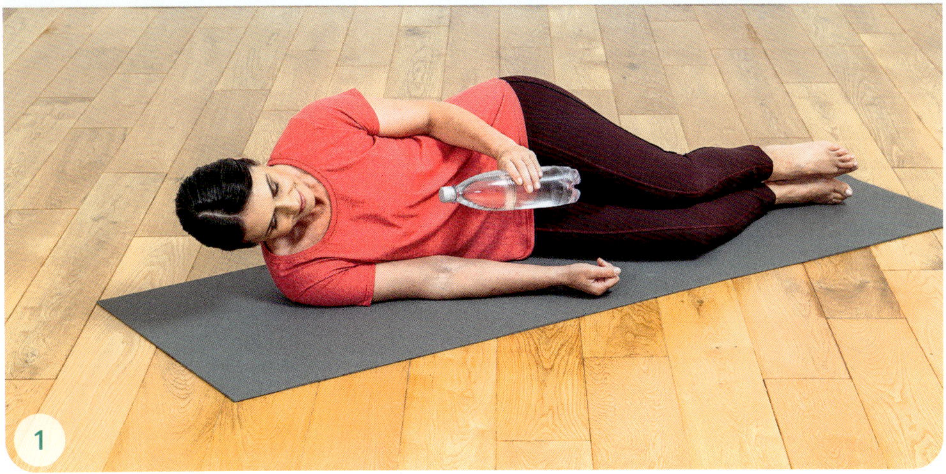

1

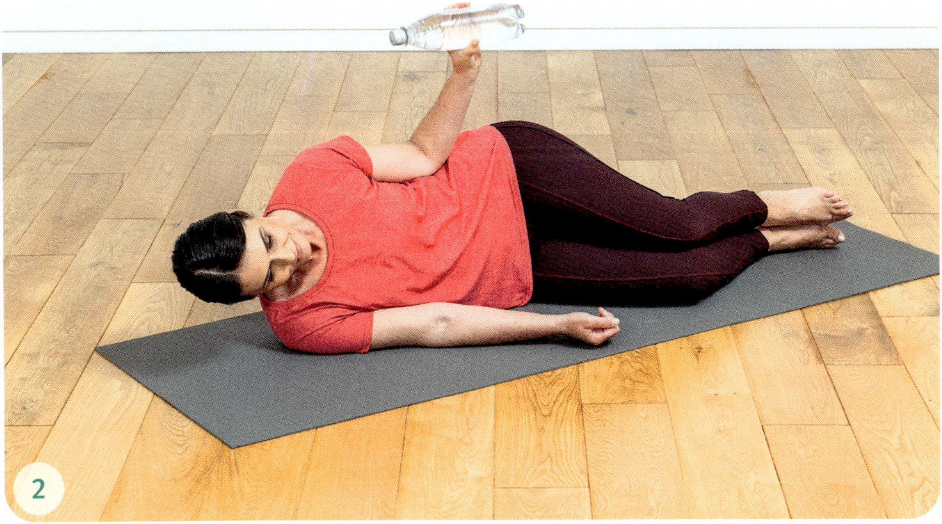

2

Seitheben in Seitenlage

Das wird benötigt: eine Matte, ein Sofa oder Bett sowie eine Wasserflasche

Ausgangsposition: Legen Sie sich auf Ihre rechte Seite. Legen Sie Ihren Oberarm auf dem Körper ab und winkeln Sie den Ellenbogen an. Ihr Unterarm zeigt jetzt nach vorn. (1)

Ausführung: Heben Sie den linken angewinkelten Arm nach oben an (2) und lassen Sie ihn wieder sinken.

Häufigkeit: 3 Sätze mit möglichst vielen Wiederholungen

Wirkung: Es wird schwieriger, den Arm anzuheben, und in der Schulter wird es anstrengend.

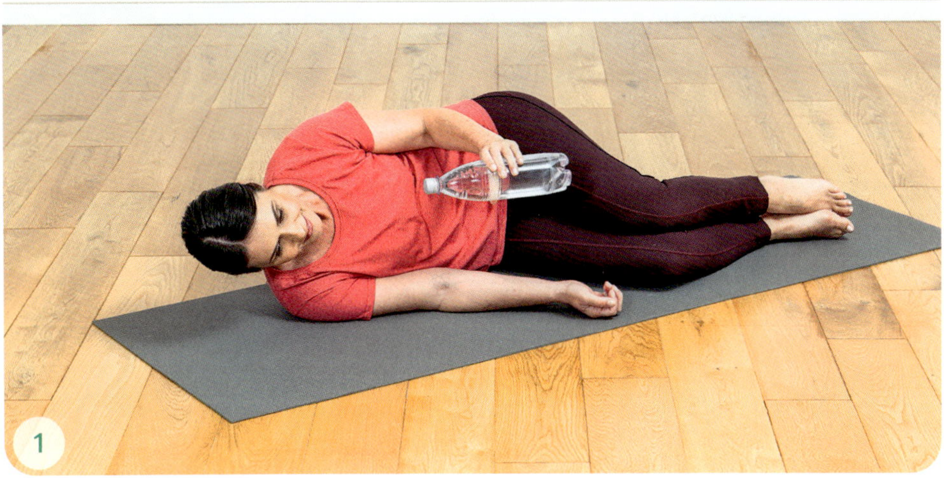

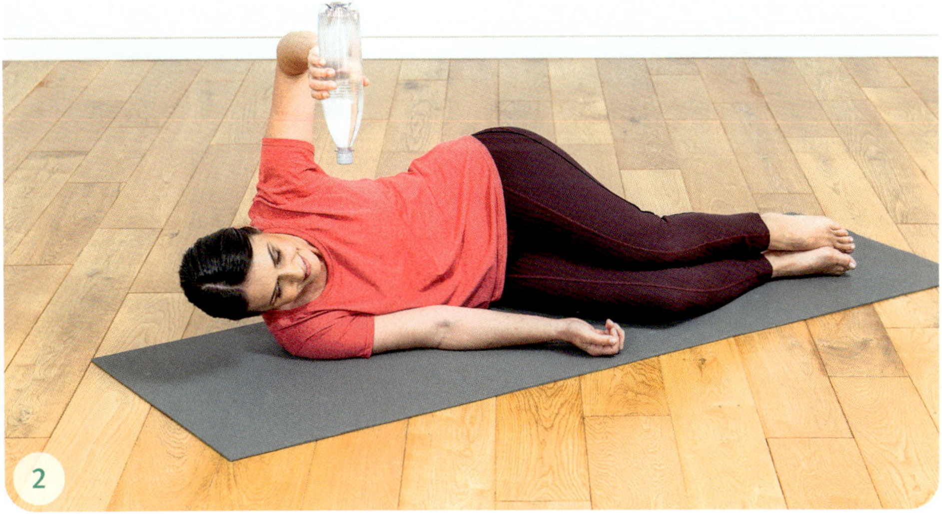

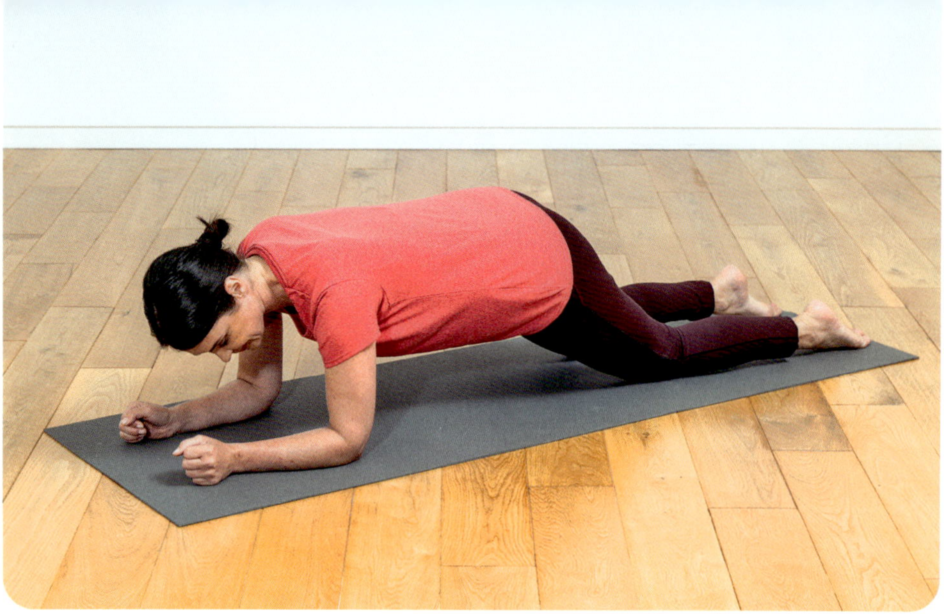

Einfacher Unterarmstütz

Das wird benötigt: eine feste Unterlage (Matte, Decke oder Handtuch)

Ausgangsposition: Stützen Sie sich vorn auf Ihre Unterarme und hinten auf Ihre Knie. Spannen Sie den Bauch an. Kopf, Schultern, Becken und Knie bilden eine Linie.

Ausführung: Halten Sie die Position. Ihre Unterarme bleiben auf dem Boden.

Haltezeit: 3-mal so lange wie möglich

Wirkung: Es wird anstrengend, die Position zu halten.

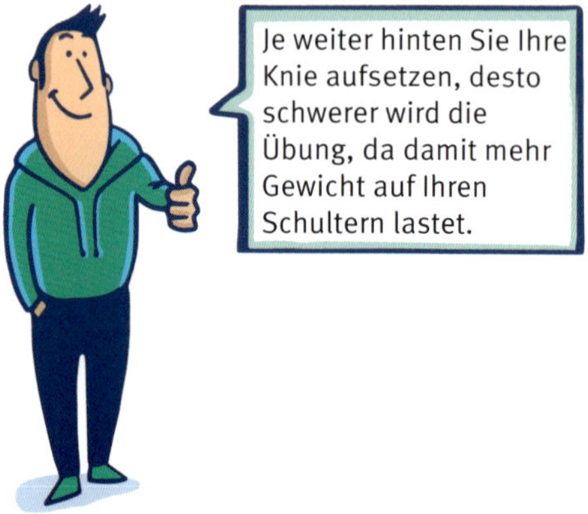

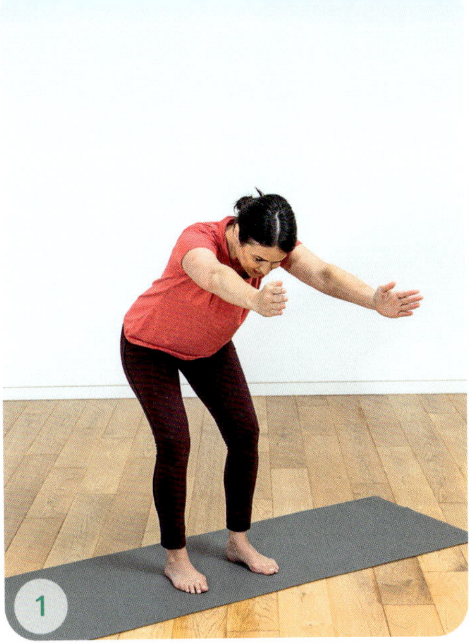

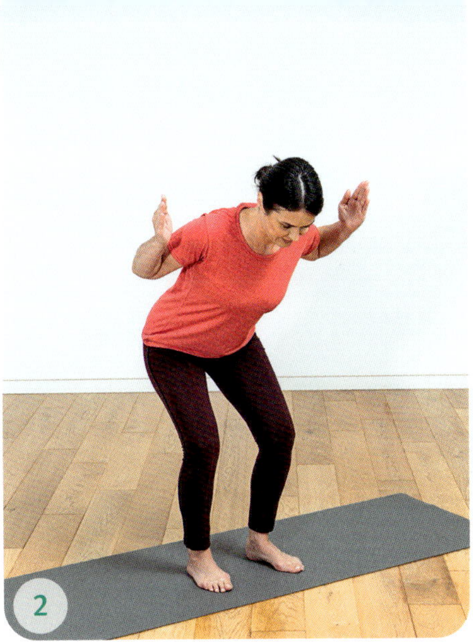

Rudern im Stand

Ausgangsposition: Sie stehen aufrecht und neigen den Oberkörper gerade nach vorn. Strecken Sie beide Arme über den Kopf. Die Oberarme sind auf Höhe der Ohren. Die Hände zeigen nach vorn oben. ❶

Ausführung: Ziehen Sie beide Arme seitlich nach hinten. Winkeln Sie dabei die Ellenbogen an und ziehen Sie Ihre Schulterblätter nach hinten unten zusammen. Der Oberkörper hält seine Position. Gehen Sie zurück in die Ausgangsposition. ❷

Hinweis: Wenn Sie mehr als 25 Wiederholungen schaffen, nehmen Sie jeweils eine Flasche in die Hände.

Häufigkeit: 3 Sätze mit möglichst vielen Wiederholungen

Wirkung: Es wird immer schwieriger, die Arme oben zu halten und zu strecken. Es zieht in der Schulter und in den Schulterblättern.

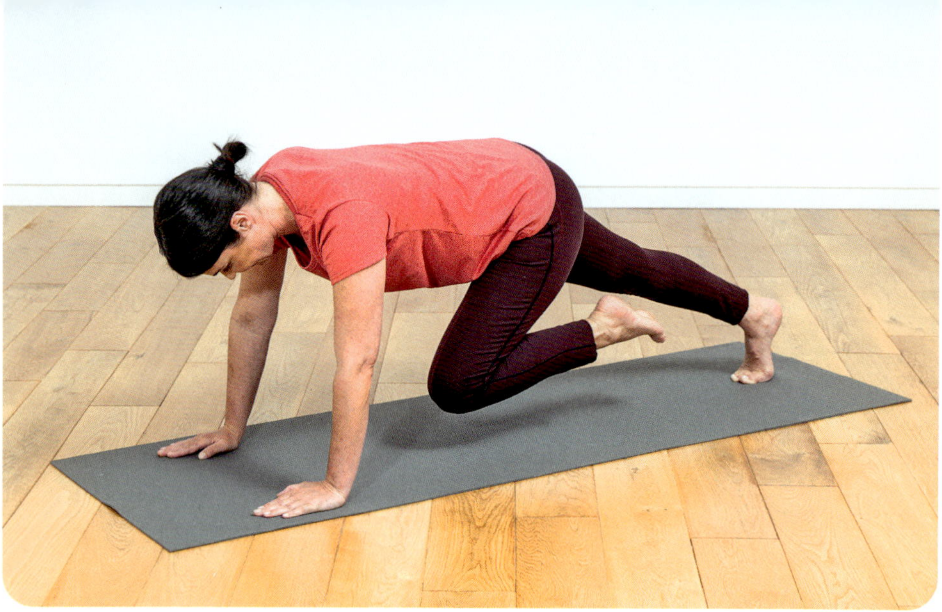

Bergsteiger

Das wird benötigt: eine feste Unterlage (Matte, Decke oder Handtuch)

Ausgangsposition: Liegestützposition: Stützen Sie sich mit den Händen unter den Schultern ab, die Beine sind gestreckt. Der Blick geht zum Boden, der Bauch ist angespannt. Kopf, Schultern, Becken und Füße bilden eine Linie.

Ausführung: Ziehen Sie im Wechsel ein Bein nach vorn an, als würden Sie auf der Stelle rennen. Rumpf, Becken und Schultern bewegen sich dabei nicht.

Hinweis: Wenn Sie die Übung 3-mal länger als 60 Sekunden durchführen können, stellen Sie Ihre Füße auf eine Stufe.

Häufigkeit: 3 Sätze mit möglichst vielen Wiederholungen

Wirkung: Sie spüren es im ganzen Körper.

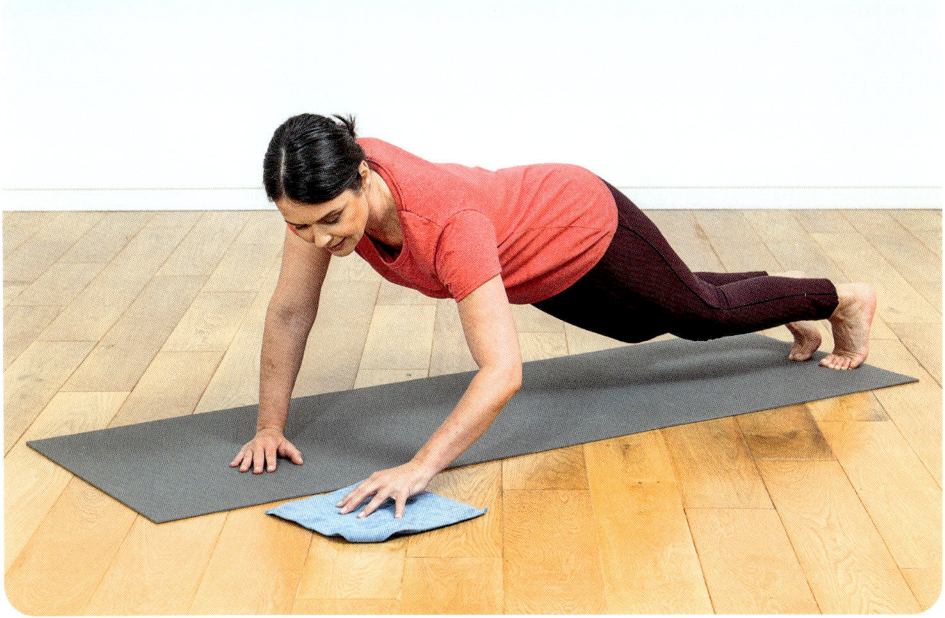

Bodenwischer

Das wird benötigt: eine feste Unterlage (Matte, Decke, Handtuch) und ein Tuch

Ausgangsposition: Liegestützposition mit der linken Hand auf einem Tuch: Stützen Sie sich mit den Händen unter den Schultern ab, die Beine sind gestreckt. Der Blick geht zum Boden, der Bauch ist angespannt. Drücken Sie Ihre Hände in den Boden, als wollten Sie den Boden von sich wegschieben. Kopf, Schultern, Becken und Füße bilden eine Linie.

Ausführung: Rutschen Sie mit dem Tuch so weit wie möglich vor und zurück. Senken Sie dabei jeweils Ihren Körper zur Matte ab, indem Sie Ihren rechten Ellenbogen beugen. Im Idealfall bewegen sich nur die Arme.

Häufigkeit: 3 Sätze mit möglichst vielen Wiederholungen

Wirkung: Es wird anstrengend, die linke Hand wieder herzuziehen.

Liegestütze mit Fokus auf den Schulterblättern

Das wird benötigt: eine feste Unterlage (Matte, Decke oder Handtuch)

Ausgangsposition: Liegestützposition: Stellen Sie die Hände unter den Schultern auf, strecken Sie die Beine nach hinten aus und stützen Sie sich auf die Zehenspitzen. Der Blick geht zum Boden, der Bauch ist angespannt. Drücken Sie Ihre Hände in den Boden, als wollten Sie den Boden von sich wegschieben. Kopf, Schultern, Becken und Füße bilden eine Linie. (1)

Ausführung: Beugen Sie Ihre Ellenbogen und senken Sie den Körper langsam zum Boden ab. Strecken Sie Ihre Ellenbogen wieder und drücken Sie am Ende Ihre Hände aktiv in den Boden, als wollten Sie den Boden von sich wegschieben. (2) Dadurch bewegen sich Ihre Schulterblätter auseinander.

Häufigkeit: 3 Sätze mit möglichst vielen Wiederholungen

Wirkung: Sie spüren es im ganzen Körper.

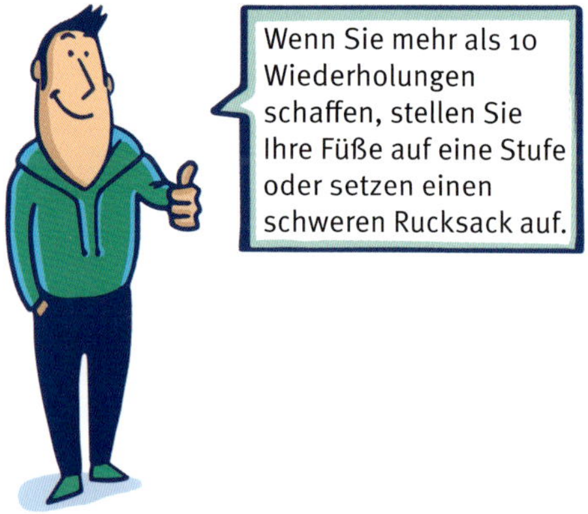

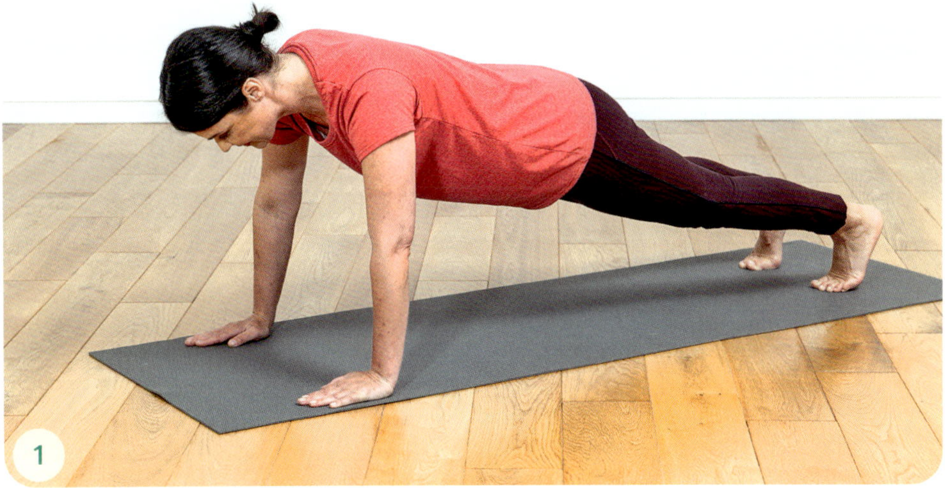

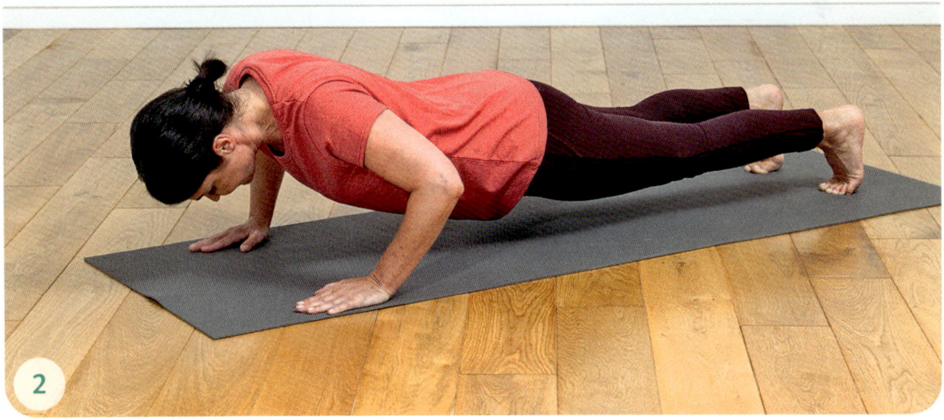

Innenrotation in der Bauchlage

Das wird benötigt: ein Sofa oder Bett und eine Wasserflasche

Ausgangsposition: Nehmen Sie eine Flasche in die linke Hand. Legen Sie sich auf den Bauch, strecken Sie den linken Arm über die Sofakante hinweg aus und beugen Sie den Ellenbogen um 90 Grad. Ihre Schulter liegt auf dem Sofa auf, Ober- und Unterarm sind in der Luft. ❶

Ausführung: Drehen Sie Ihren Unterarm nach hinten, sodass er am Ende parallel zu Ihrem Körper ist. Ihre Schulter bleibt auf der Bank liegen. ❷ Drehen Sie den Arm anschließend wieder zurück.

Hinweis: Wenn Sie mehr 12 Wiederholungen schaffen, erhöhen Sie das Gewicht.

Häufigkeit: 3 Sätze mit 12 Wiederholungen

Wirkung: Es wird immer schwieriger, den Arm zu drehen, und zieht im inneren Oberarm.

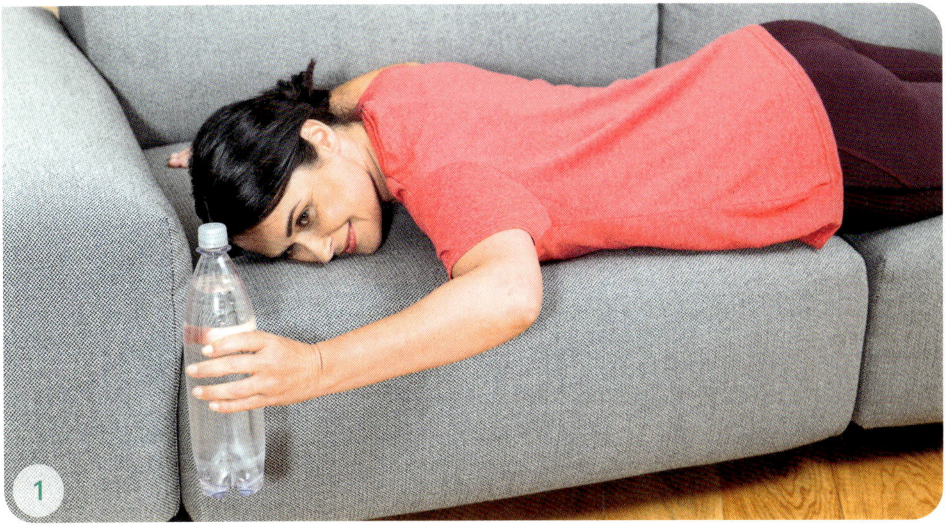
1

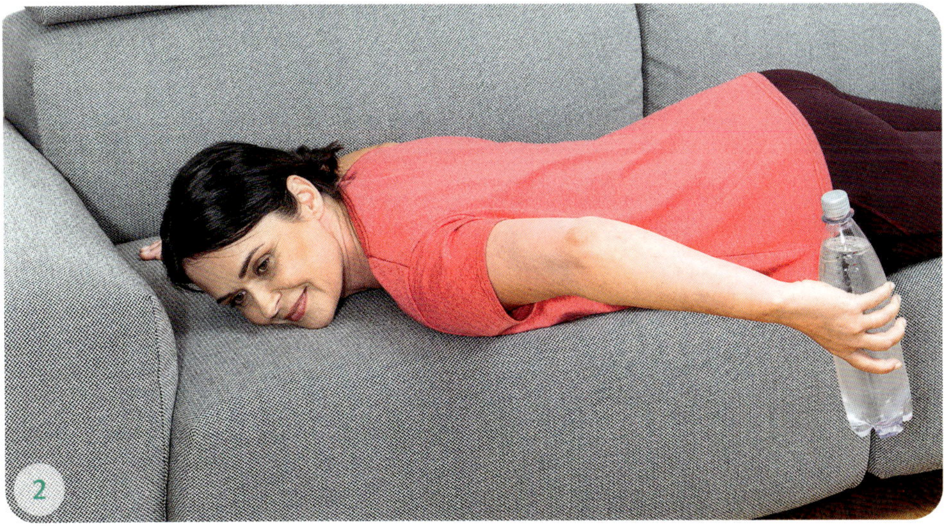
2

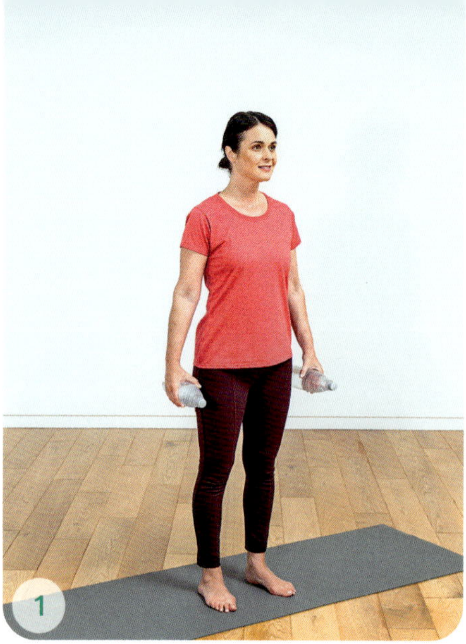

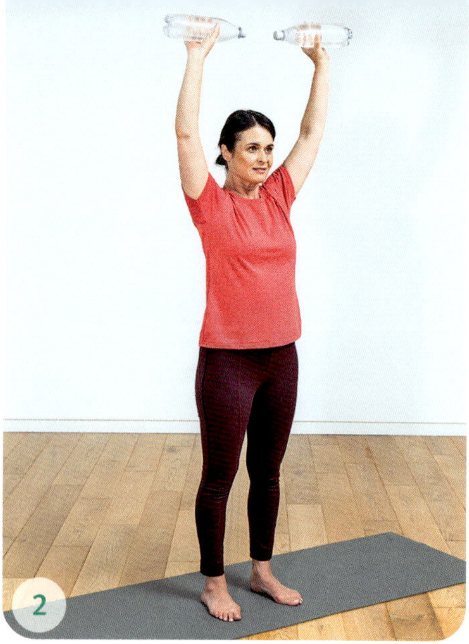

Seitheben im Stand

Das wird benötigt: zwei Wasserflaschen

Ausgangsposition: Nehmen Sie die Wasserflaschen in die Hände. Sie stehen aufrecht, die Arme hängen gestreckt nach unten. (1)

Ausführung: Heben Sie beide Arme gleichzeitig an und bewegen Sie sie so weit wie möglich über die Seiten nach oben. Die Arme bleiben gestreckt. (2) Senken Sie die Arme wieder ab.

Hinweis: Wenn Sie mehr als 12 Wiederholungen schaffen, erhöhen Sie das Gewicht. Ihr Oberkörper bleibt aufrecht.

Häufigkeit: 3 Sätze mit 12 Wiederholungen

Wirkung: Es wird schwierig, den Arm anzuheben, und anstrengend in der Schulter.

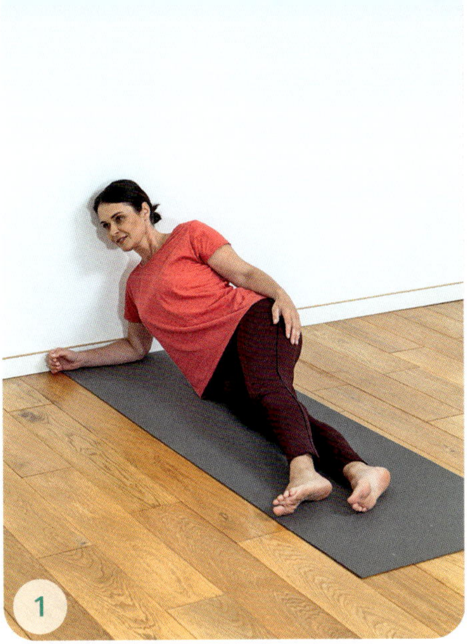

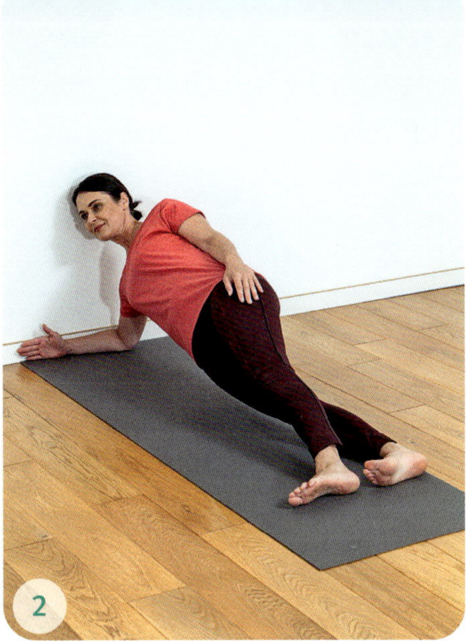

Seitstütz an der Wand

Das wird benötigt: eine feste Unterlage

Ausgangsposition: Legen Sie sich mit gestreckten Beinen auf die rechte Seite. Nacken und Schultern berühren die Wand, die Füße liegen direkt hintereinander auf dem Boden auf. Stützen Sie sich auf Ihren rechten Ellenbogen (direkt unter der Schulter). 1

Ausführung: Drücken Sie den rechten Unterarm aktiv in den Boden und heben Sie das Becken an. Oberkörper, Becken und Beine bilden eine gerade Linie. Drücken Sie mit dem rechten Handrücken gegen die Wand. Halten Sie die Position. 2

Häufigkeit: 3-mal so lange wie möglich halten

Wirkung: Es wird anstrengend, die Position zu halten. Sie spüren es im ganzen Körper.

Seitstütz mit Flasche

Das wird benötigt: eine feste Unterlage (Matte, Decke oder Handtuch) und eine Flasche

Ausgangsposition: Legen Sie sich mit gestreckten Beinen auf die rechte Seite. Die Füße liegen direkt hintereinander auf dem Boden auf. Stützen Sie sich auf Ihren rechten Ellenbogen (direkt unter der Schulter). ❶

Ausführung: Drücken Sie den rechten Unterarm aktiv in den Boden und heben Sie das Becken an. Oberkörper, Becken und Beine bilden eine gerade Linie. Drücken Sie zwischen Ihren Handflächen eine Flasche zusammen. Halten Sie die Position. ❷

Häufigkeit: 3-mal so lange wie möglich halten

Wirkung: Es wird anstrengend, die Position zu halten. Sie spüren es im ganzen Körper.

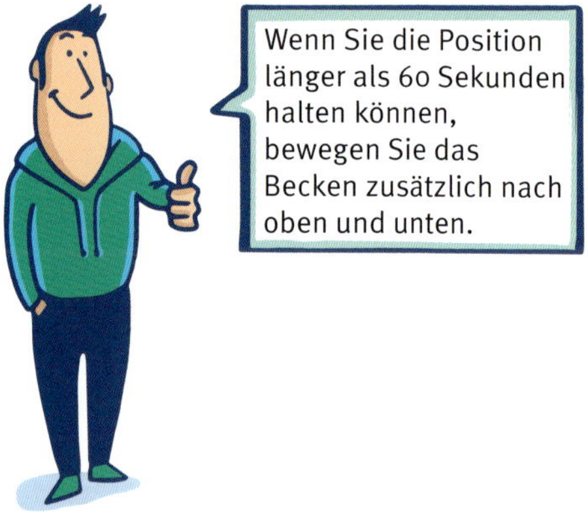

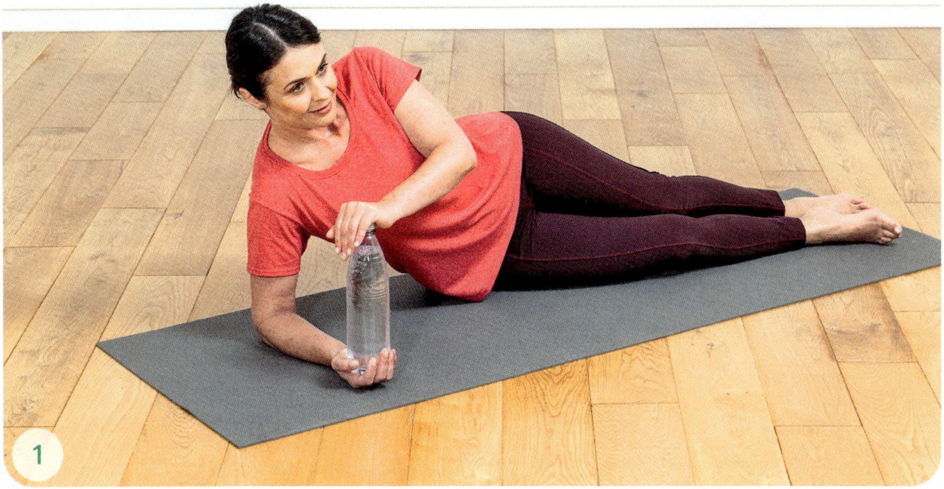
1

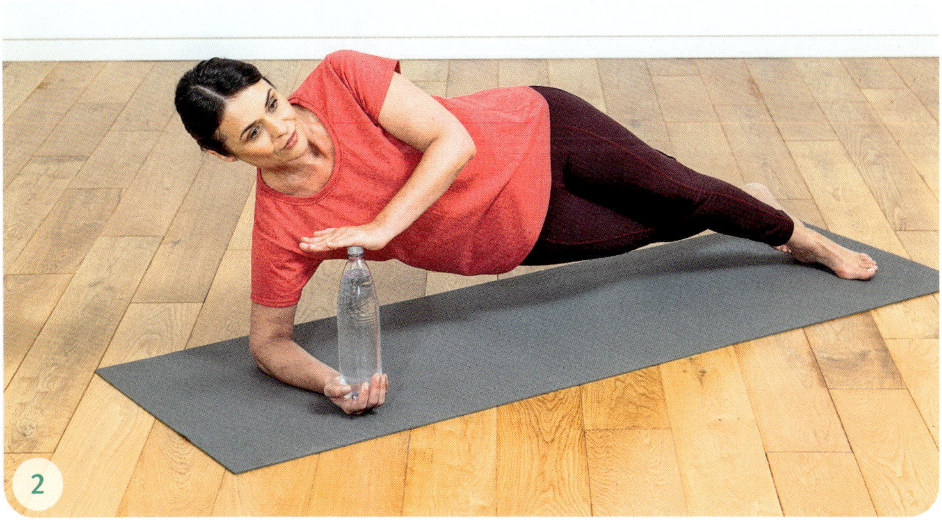
2

Hinterer Stütz

Das wird benötigt: ein Stuhl

Ausgangsposition: Stützen Sie sich mit Ihren Händen und gestreckten Ellenbogen auf den seitlichen Stuhlkanten ab. Ihre Füße befinden sich mit den Fersen auf dem Boden, Knie und Hüften sind gestreckt. Sprunggelenk, Knie, Hüfte und Schulter bilden eine Linie. Ihr Gewicht befindet sich hauptsächlich auf den Händen. (1)

Ausführung: Beugen Sie Ihre Ellenbogen so weit wie möglich. Gleichzeitig beugen Sie Ihre Hüfte und senken sie in Richtung Boden ab. (2) Strecken Sie Ihre Ellenbogen wieder und ziehen Sie Ihre Schulterblätter hinten unten zusammen.

Häufigkeit: 3 Sätze mit 8 Wiederholungen

Wirkung: Es wird in den Armrückseiten und den Schulterblättern anstrengend.

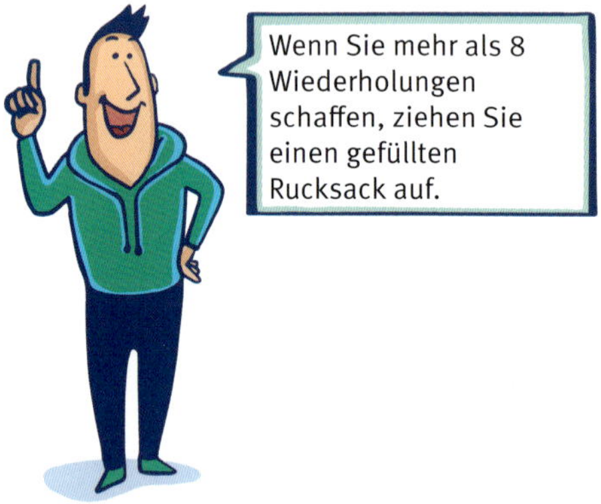

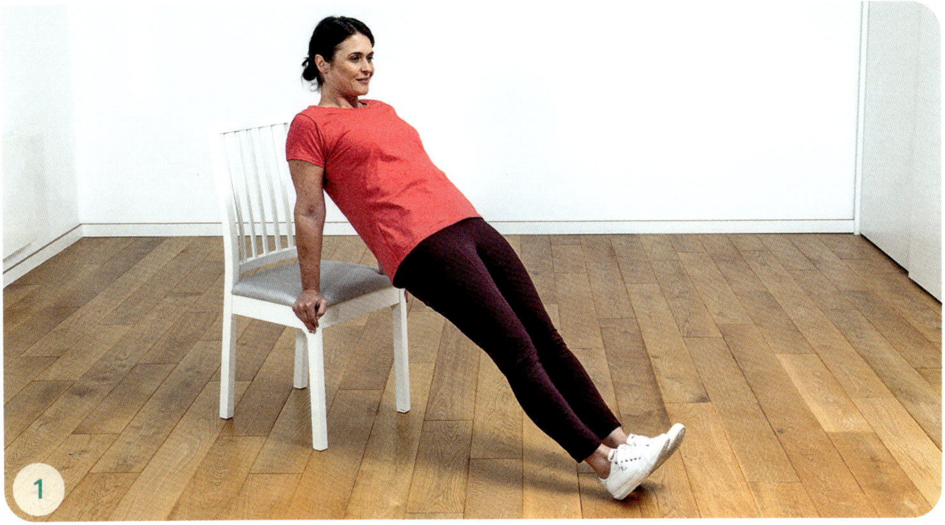

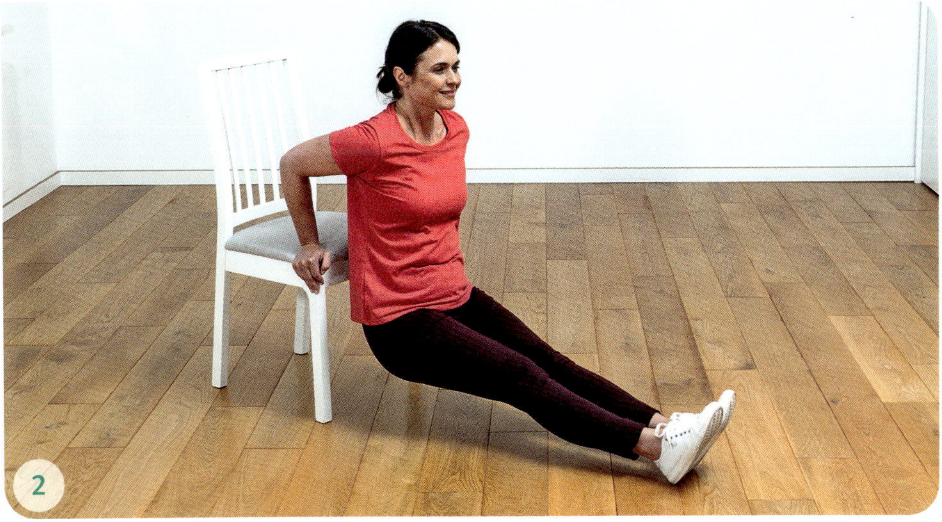

Rudern in der Bauchlage

Das wird benötigt: eine feste Unterlage (Matte, Decke oder Handtuch)

Ausgangsposition: Legen Sie sich auf den Bauch. Spannen Sie Bauch und Po an und heben Sie Kopf und Oberkörper leicht vom Boden ab. Ihr Blick geht zur Matte. Strecken Sie die Arme über den Kopf nach vorn. ❶

Ausführung: Winkeln Sie Ihre Ellenbogen an und ziehen Sie beide Arme seitlich nach hinten. Ihre Schulterblätter ziehen Sie nach hinten unten zusammen. Die Hände befinden sich jetzt neben Ihren Schultern. Oberkörper und Kopf halten ihre Position. ❷ Gehen Sie zurück in die Ausgangsposition.

Hinweis: Vereinfachen Sie die Übung, indem Sie den Oberkörper zwischendurch kurz absetzen. Erschweren Sie sie, indem Sie Flaschen in die Hände nehmen.

Häufigkeit: 3 Sätze mit 8 Wiederholungen

Wirkung: Es zieht an den Schulterblättern. Es wird schwer, die Arme oben zu halten.

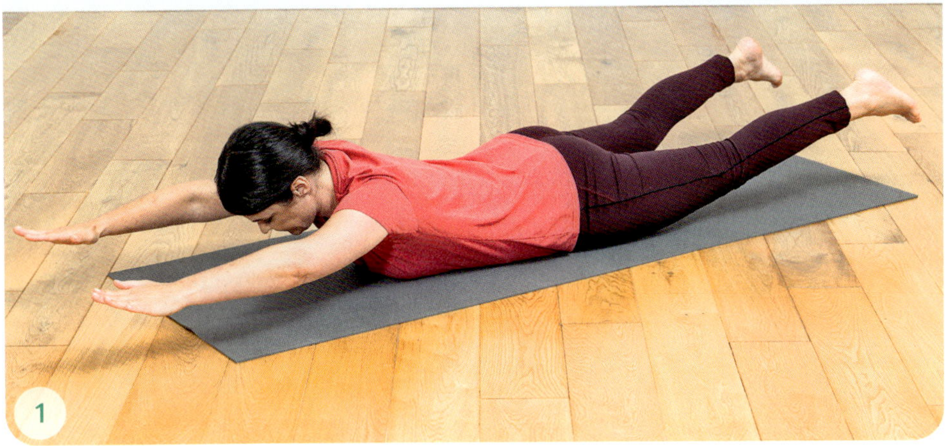

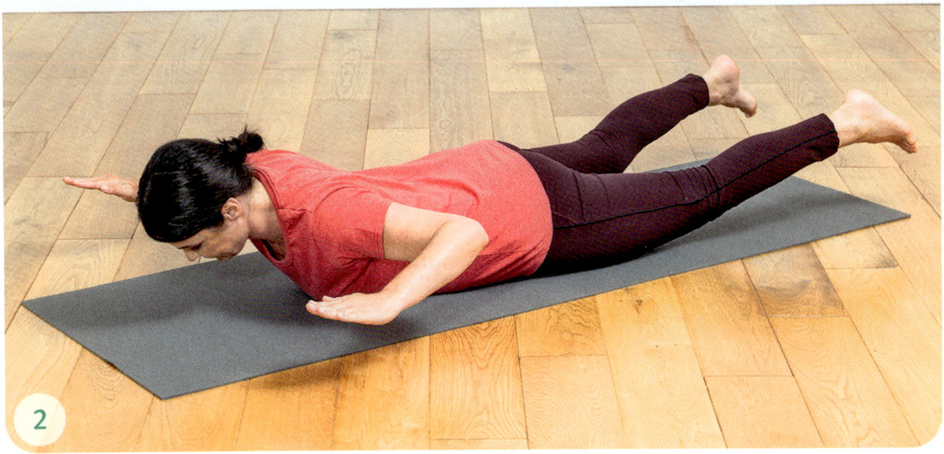

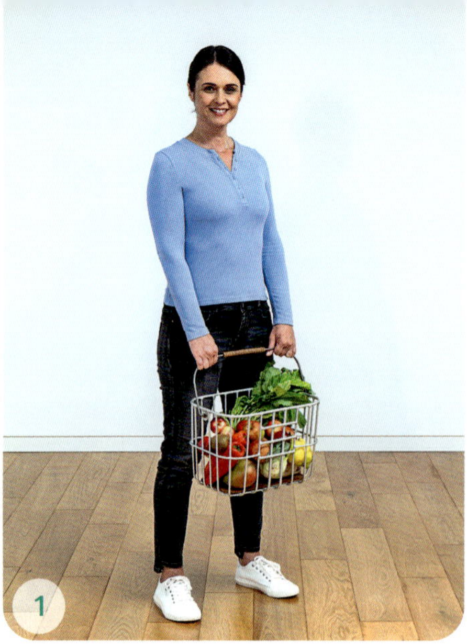

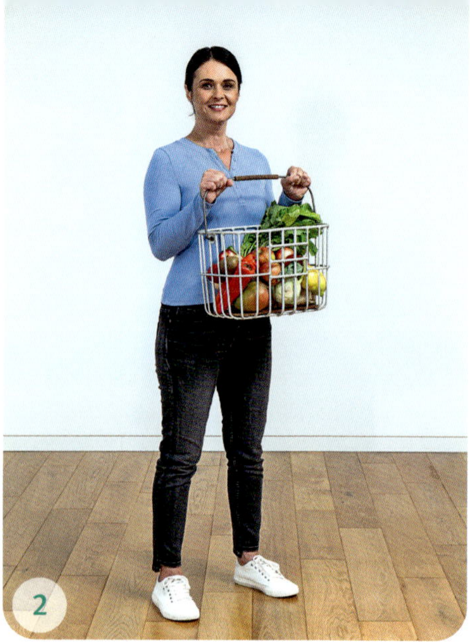

Heben & Tragen:

Ellenbogenbeugen

Das wird benötigt: ein gefüllter Einkaufskorb

Ausgangsposition: Nehmen Sie den Einkaufskorb in die Hände und stehen Sie aufrecht. Die Arme hängen gestreckt nach unten. (1)

Ausführung: Beugen Sie die Ellenbogen so weit wie möglich und heben Sie damit den Einkaufskorb an. (2) Vermeiden Sie es, Schwung zu holen. Senken Sie den Korb wieder ab.

Häufigkeit: 3 Sätze mit 15 Wiederholungen

Wirkung: Es wird schwierig, die Ellenbogen zu beugen, und es zieht am vorderen Oberarm.

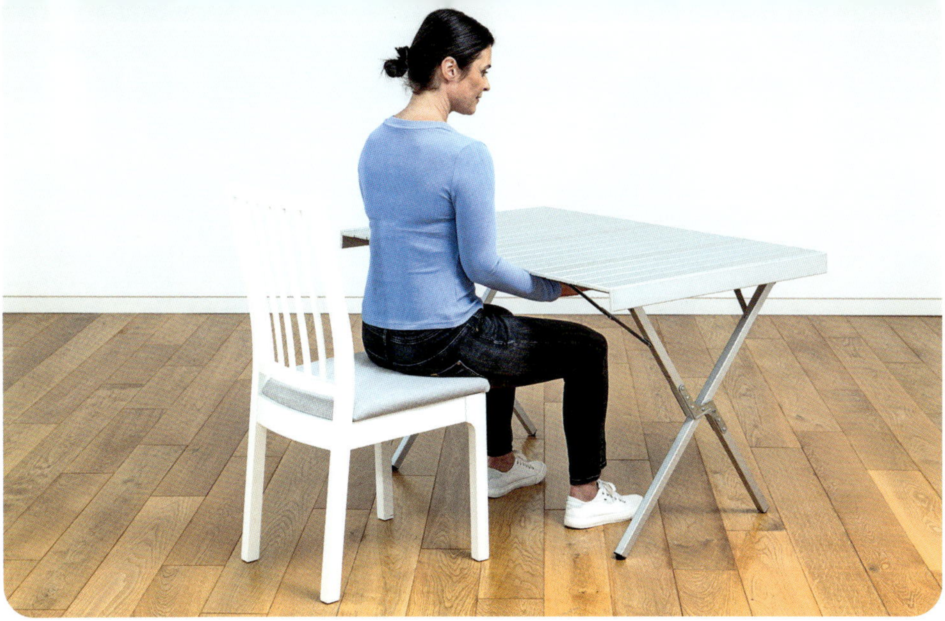

Heben & Tragen:

Tischheben

Das wird benötigt: ein Stuhl und ein Tisch

Ausgangsposition: Setzen Sie sich auf den Stuhl vor einen Tisch. Legen Sie Ihre Hände und Unterarme mit den Handflächen von unten an die Tischplatte.

Ausführung: Drücken Sie von unten gegen die Tischplatte, als wollten Sie den Tisch anheben. Achten Sie darauf, Ihre Schultern nicht zu den Ohren zu ziehen.

Hinweis: Wenn der Tisch zu leicht ist und nicht genug Widerstand bietet, stellen oder legen Sie etwas Schweres darauf.

Häufigkeit: 3 Sätze mit 12 Wiederholungen

Wirkung: Es zieht vorn in den Oberarmen.

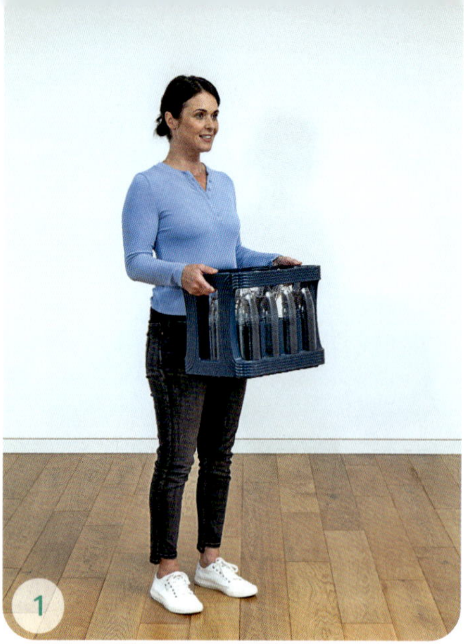

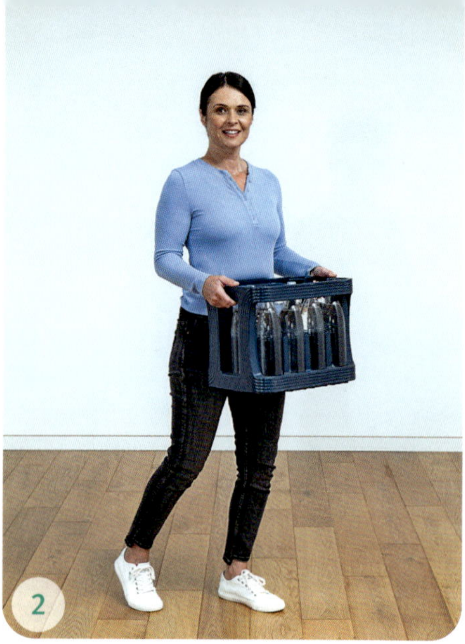

Heben & Tragen:

Wasserkiste tragen

Das wird benötigt: eine Wasserkiste

Ausgangsposition: Sie stehen aufrecht und halten eine volle Wasserkiste vor Ihrem Körper: Der Oberkörper ist aufgerichtet. Die Schulterblätter ziehen Sie nach hinten unten. ❶

Ausführung: Mit der vollen Kiste in den Händen gehen Sie ca. 10 m nach vorn ❷, dann drehen Sie um und gehen zurück.

Hinweis: Mit der Füllung der Sprudelkiste und Ihrem Gangtempo können Sie die Schwierigkeit anpassen.

Häufigkeit: 3 Sätze mit 8 Wiederholungen

Wirkung: Es wird immer schwieriger, die Sprudelkiste zu halten, und es zieht am vorderen Oberarm.

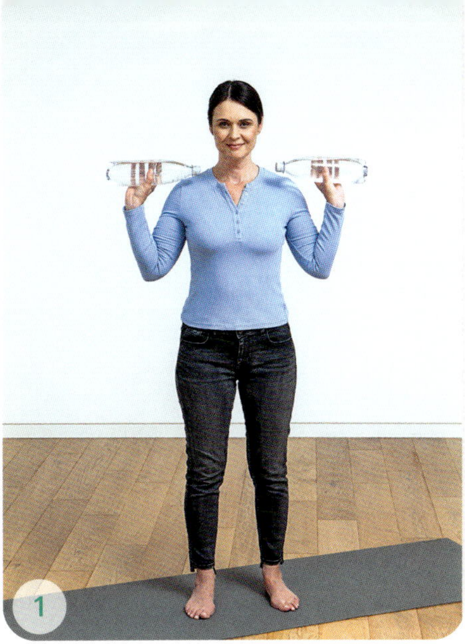

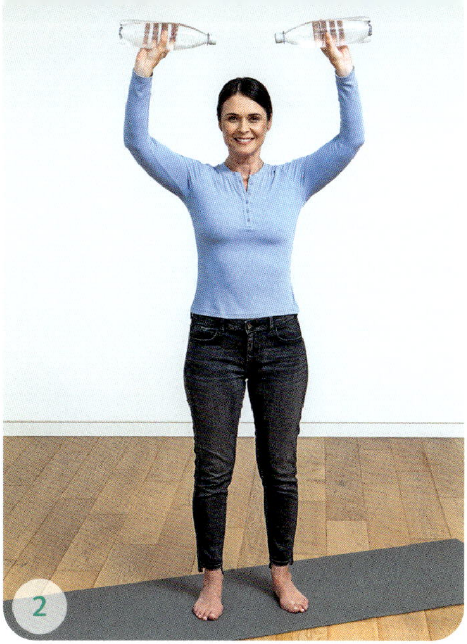

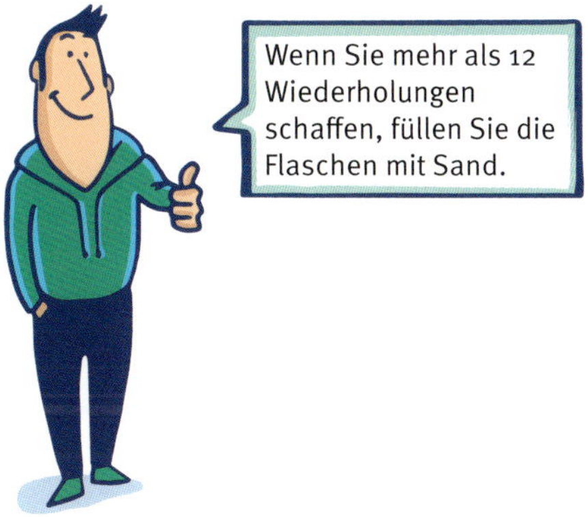

Überkopfaktivitäten:

Schulterdrücken

Das wird benötigt: zwei Wasserflaschen

Ausgangsposition: Nehmen Sie die Wasserflaschen in Ihre Hände und stehen Sie aufrecht. Ihre Oberarme hängen nach unten. Beugen Sie Ihre Ellenbogen so weit wie möglich, sodass sich Ihre Hände vor den Schultern befinden. (1)

Ausführung: Strecken Sie Ihre Arme nach oben aus und (2) beugen Sie sie wieder. Der Oberkörper bleibt aufrecht.

Häufigkeit: 3 Sätze mit 12 Wiederholungen

Wirkung: Es wird schwieriger, die Arme zu strecken, und anstrengend an der vorderen Schulter.

Überkopfaktivitäten:

Frontheben in der Rückenlage

Das wird benötigt: eine Matte, ein Sofa oder Bett und zwei Wasserflaschen

Ausgangsposition: Nehmen Sie die Flaschen in die Hände. Legen Sie sich auf den Rücken und stellen Sie Ihre Beine auf. Die Arme liegen gestreckt neben dem Körper. (1)

Ausführung: Spannen Sie den Bauch etwas an und heben Sie Ihre Arme gestreckt so weit wie möglich nach oben und nach hinten – im Idealfall so weit, dass die Hände hinter dem Kopf fast den Boden berühren. (2) Führen Sie die Arme wieder neben den Körper.

Hinweis: Der Rücken bleibt die ganze Zeit auf dem Boden.

Häufigkeit: 3 Sätze mit 15 Wiederholungen

Wirkung: Es wird schwieriger, den Arm zu heben, und an der vorderen Schulter wird es anstrengend.

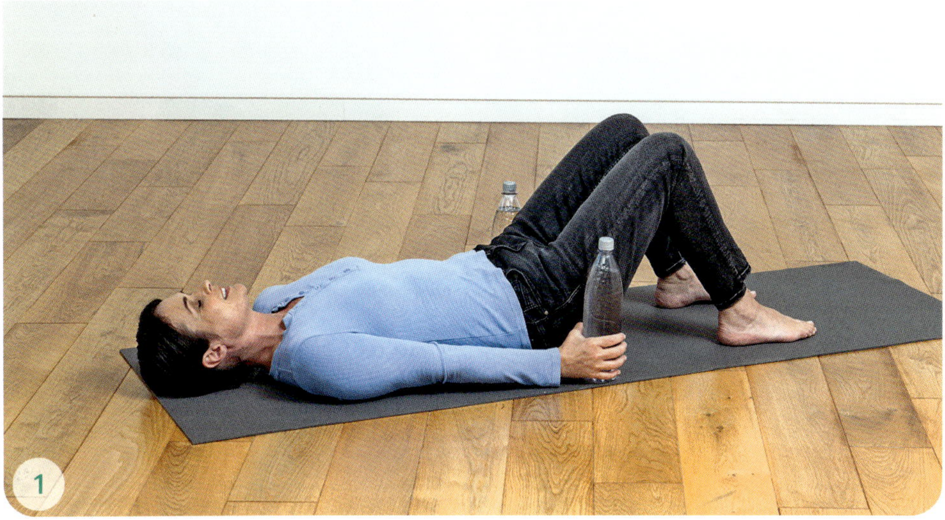

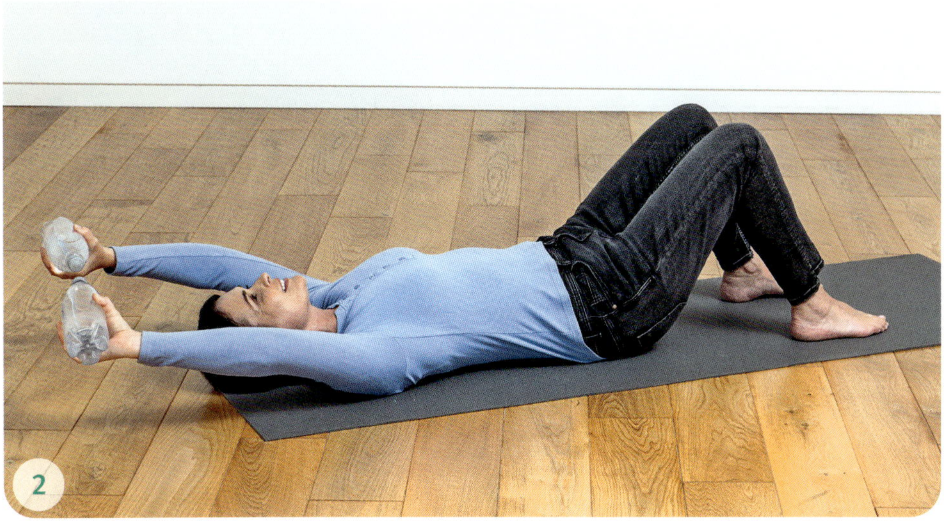

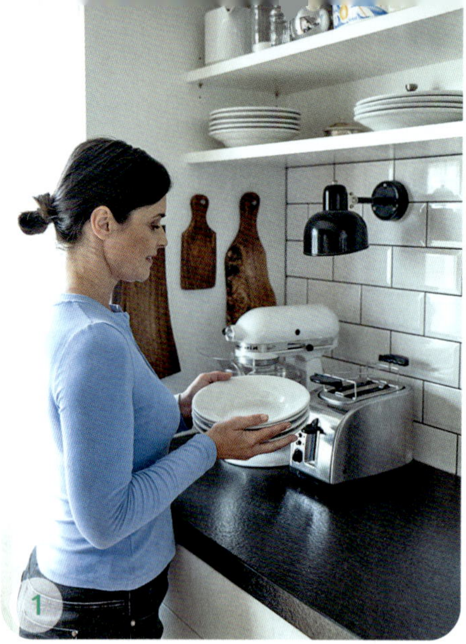

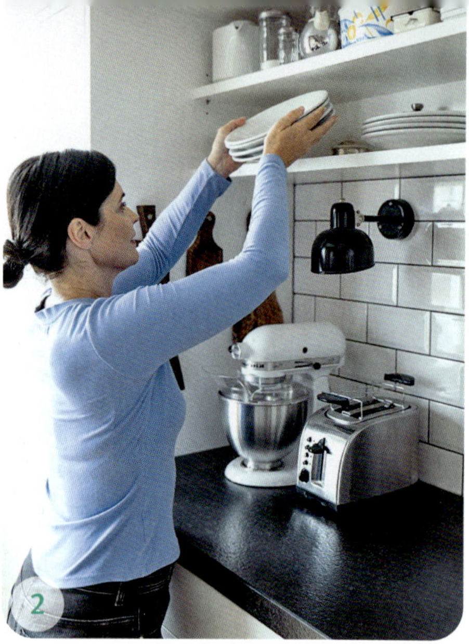

Überkopfaktivitäten:

Regal einräumen

Das wird benötigt: ein Regal, ein Tellerstapel

Ausgangsposition: Sie stehen aufrecht vor einem Regal und halten den Tellerstapel in beiden Händen vor dem Körper. (1)

Ausführung: Heben Sie die Teller und stellen Sie sie so weit oben wie möglich ins Regal. (2) Danach nehmen Sie sie wieder aus dem Regal heraus. Die Fersen bleiben dabei auf dem Boden.

Hinweis: Wenn Sie mehr als 8 Wiederholungen schaffen, erhöhen Sie den Tellerstapel.

Häufigkeit: 3 Sätze mit 8 Wiederholungen

Wirkung: Es wird immer schwieriger, die Teller ins Regal zu stellen. Am vorderen Oberarm wird es anstrengend.

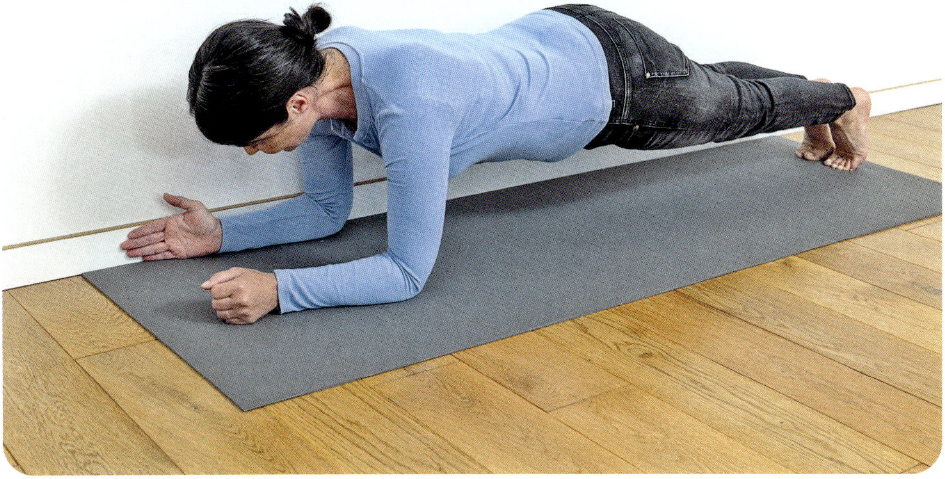

Stützen:

Unterarmstütz an der Wand

Das wird benötigt: eine feste Unterlage (Matte, Decke oder Handtuch)

Ausgangsposition: Stützen Sie sich aus der Bauchlage heraus auf Ihre Unterarme, die Ellenbogen sind unter den Schultern. Die Fußspitzen sind aufgestellt. Der Blick geht zum Boden, der Bauch ist angespannt. Drücken Sie beide Ellenbogen gleichzeitig in den Boden. Kopf, Schultern, Becken und Füße bilden eine Linie.

Ausführung: Drücken Sie den rechten Handrücken gegen eine Wand und ziehen Sie dabei Ihre Schulterblätter nach hinten unten. Halten Sie die Position.

Häufigkeit: 3-mal so lange wie möglich halten

Wirkung: Sie spüren es im ganzen Körper.

Stützen:

Brustpresse

Das wird benötigt: eine feste Unterlage (Matte, Decke oder Handtuch) und zwei Wasserflaschen

Ausgangsposition: Nehmen Sie die Wasserflaschen in Ihre Hände. Legen Sie sich auf den Rücken und stellen Sie beide Beine auf. Blicken Sie zur Decke. Ihre Oberarme liegen neben dem Körper. Ihre Ellenbogen sind so weit wie möglich gebeugt, Ihre Hände befinden sich vor Ihren Schultern. (1)

Ausführung: Strecken Sie beide Arme zur Decke. Schieben Sie dabei die Schulterblätter so weit wie möglich raus, sodass sie den Boden nicht mehr berühren. Der Kopf bleibt auf dem Boden. (2) Gehen Sie zurück in die Ausgangsposition.

Häufigkeit: 3 Sätze mit 15 Wiederholungen

Wirkung: Es wird immer schwieriger, die Arme zu strecken, und es zieht in der vorderen Schulter.

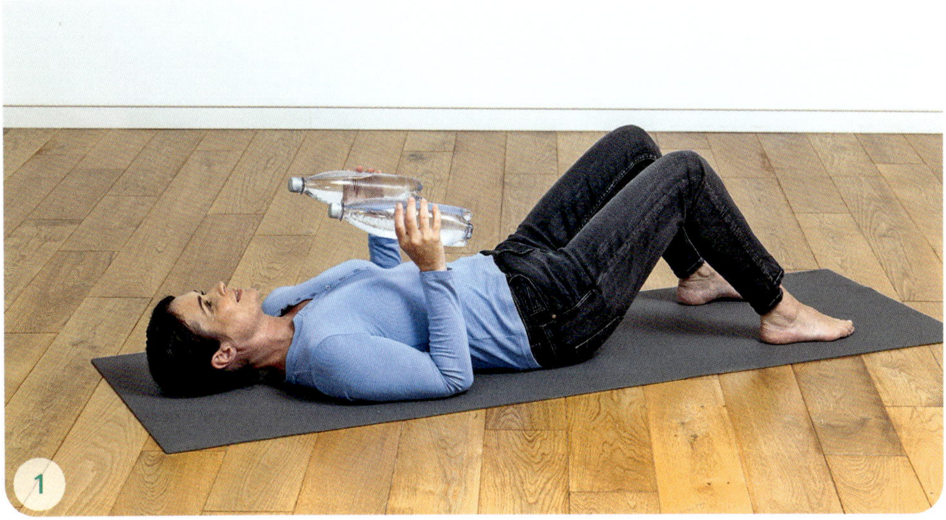

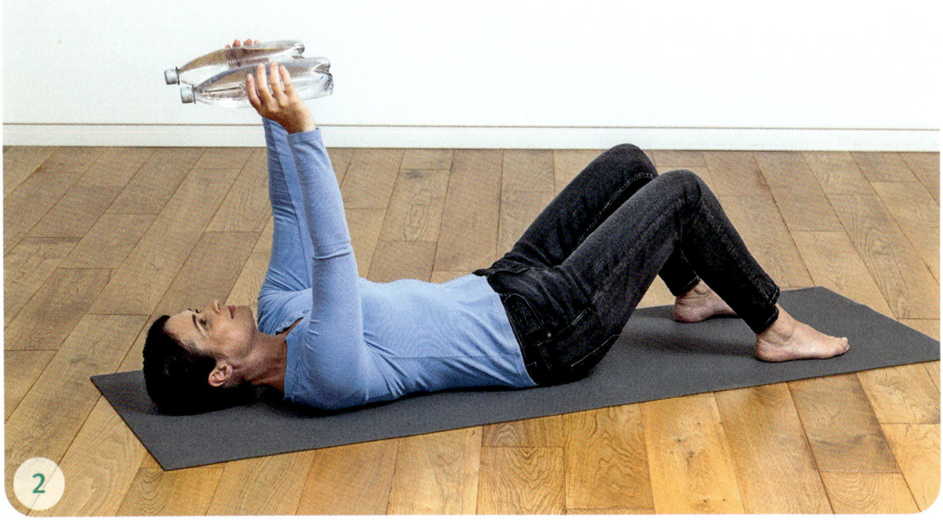

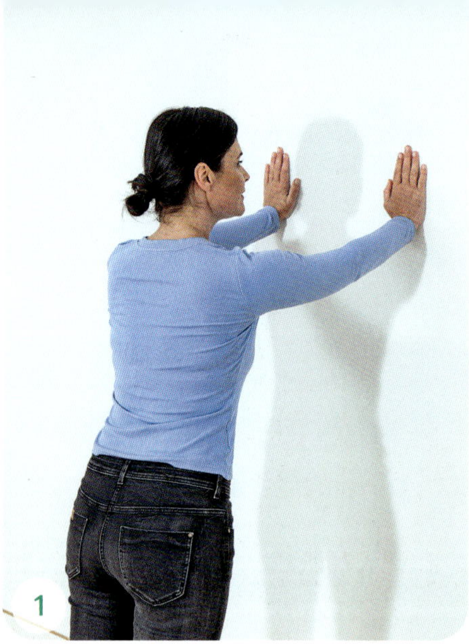

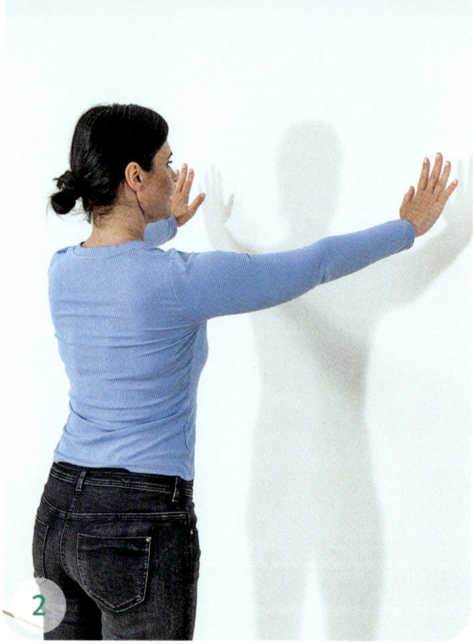

Stützen:

Wandsprünge

Das wird benötigt: eine Wand

Ausgangsposition: Stützen Sie sich mit beiden Händen und nach vorn gelehntem Oberkörper an der Wand ab. ❶

Ausführung: Beugen Sie die Ellenbogen und stoßen Sie sich von der Wand ab. Landen Sie breiter. ❷ Außer den Armen bewegt sich der Körper nicht. »Springen« Sie anschließend wieder zurück in die Ausgangsposition.

Hinweis: Je weiter Sie von der Wand entfernt sind und je schneller und ruckartiger Sie springen, desto schwerer wird es.

Häufigkeit: 3 Sätze mit möglichst vielen Wiederholungen

Wirkung: Es wird schwieriger, die Position beim Abfangen zu halten.

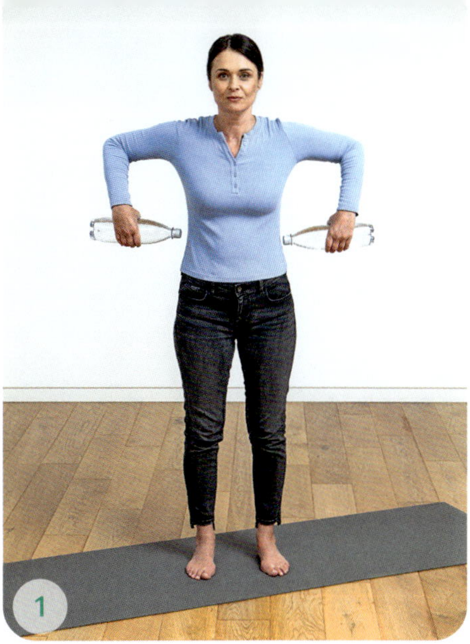

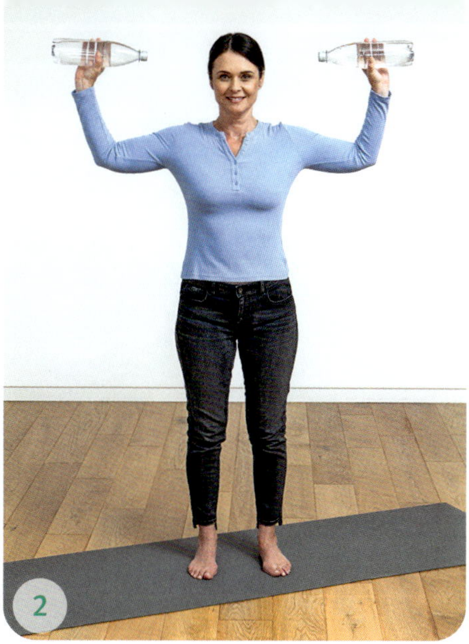

Werfen:

Winkekatze

Das wird benötigt: zwei Wasserflaschen

Ausgangsposition: Sie halten die Wasserflaschen in Ihren Händen und stehen aufrecht. Heben Sie beide Arme im rechten Winkel zur Seite an und beugen Sie Ihre Ellenbogen um 90 Grad. Die Hände zeigen zum Boden. (1)

Ausführung: Drehen Sie Ihren Unterarm in einer Sekunde nach oben (2) und in drei Sekunden wieder nach unten.

Hinweis: Legen Sie eine Pause ein, wenn Sie Schwung holen müssen, um nach oben zu kommen. Lassen Sie von einem Metronom auf dem Smartphone die Sekunden zählen.

Häufigkeit: 3 Sätze mit 8 Wiederholungen

Wirkung: Es wird immer schwieriger, den Arm nach oben zu drehen, und zieht in der ganzen Schulter.

Werfen:

Innenrotation aus Rückenlage

Das wird benötigt: ein Sofa oder Bett und eine Wasserflasche

Ausgangsposition: Legen Sie sich mit einer Wasserflasche in der rechten Hand an der rechten Sofakante auf den Rücken. Heben Sie den rechten Arm an und beugen Sie den Ellenbogen 90 Grad nach oben, die Hand befindet sich neben dem Kopf. Ihre Schulter liegt auf dem Sofa auf, Ihr Oberarm ist frei. ①

Ausführung: Drehen Sie Ihren Unterarm innerhalb von einer Sekunde nach unten, sodass er parallel zu Ihrem Körper steht. Drehen Sie ihn anschließend innerhalb von drei Sekunden wieder zurück in die Ausgangsposition. Ihre Schulter bleibt auf dem Sofa liegen. ②

Hinweis: Lassen Sie von einem Metronom auf dem Smartphone die Sekunden zählen.

Häufigkeit: 3 Sätze mit 8 Wiederholungen

Wirkung: Es zieht im inneren Oberarm.

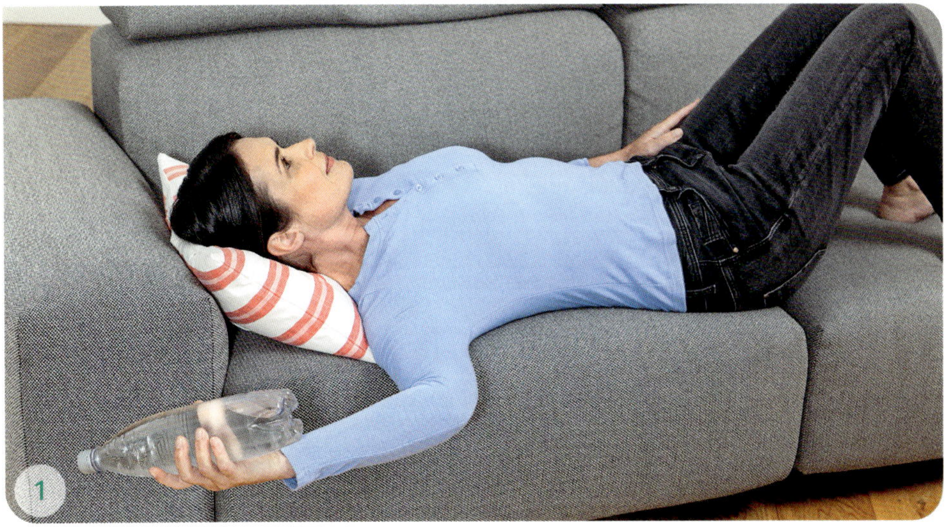

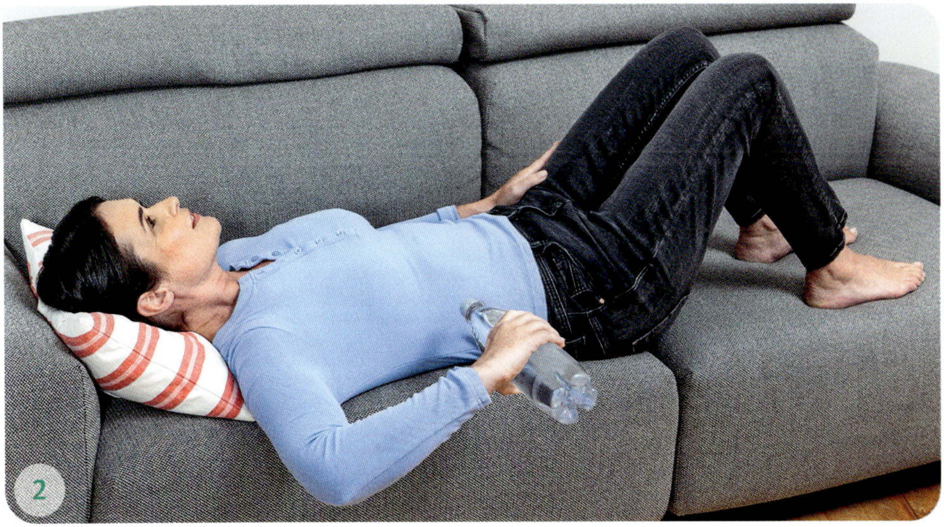

Werfen:

Wandwurf vorwärts und rückwärts

Das wird benötigt: ein Tennisball und eine Wand

Ausgangsposition: Sie stehen mit dem Tennisball in der linken Hand ca. 5 Meter von einer Wand entfernt. Beim Vorwärtswurf blicken Sie zur Wand. ❶ Beim Rückwärtswurf stehen Sie mit dem Rücken zur Wand. ❷

Ausführung: Holen Sie mit dem linken Arm aus und werfen Sie den Ball so stark wie möglich gegen die Wand.

Häufigkeit: 3 Sätze, in denen Sie so lange werfen, bis der Ball weniger von der Wand abprallt.

Wirkung: Es wird in der Schulter anstrengend.

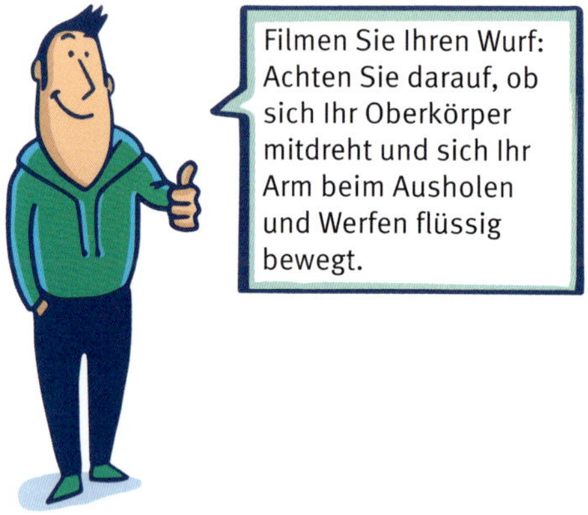

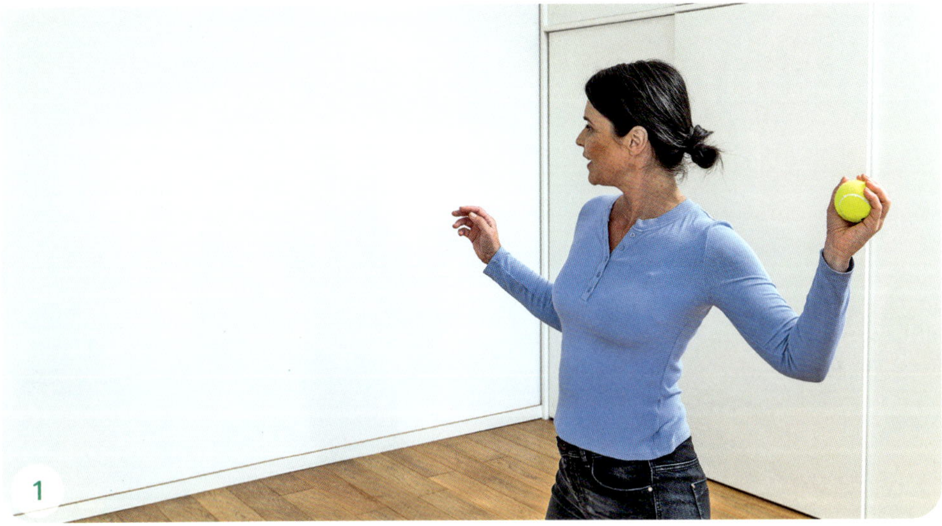

1

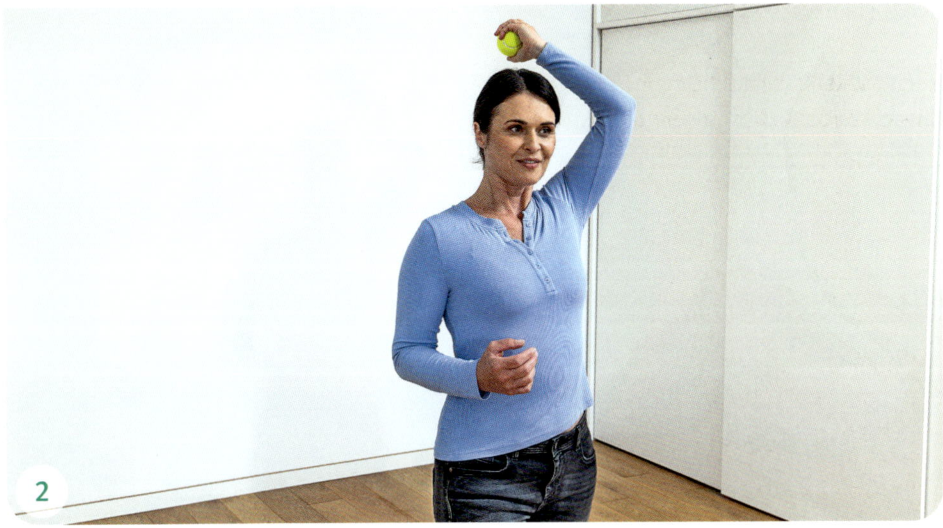

2

Trainingstagebuch

In Ihrem Trainingstagebuch können Sie Ihre Fortschritte dokumentieren. Nach 8 Wochen ziehen Sie eine Zwischenbilanz und passen Ihr Trainingsprogramm an.

Zunächst notieren Sie Ihren aktuellen Stand (Seite 76). Dann tragen Sie in die entsprechenden Tabellen Ihre Übungen ein und welche Fortschritte Sie machen.

Nach 8 Wochen ziehen Sie eine Zwischenbilanz und passen die Übungen und den Schwierigkeitsgrad Ihres Trainingsprogramms an.

Aktueller Stand

Alltagsziel: ____________________

Aktueller Stand: ____________________

Was ist Ihr Alltagstraining? ____________________

Wert beim Simple Shoulder Test (Seite 60): ____________________

Alltagstraining Tragen Sie Ihre Fortschritte mit Datum ein.

Woche	1	2	3	4	5	6	7	8
Fortschritt (Höhe / Gewicht /...)								

Beweglichkeit

Tragen Sie in der linken Spalte Ihre Beweglichkeitsübungen ein. Rechts notieren Sie Ihre Fortschritte in den jeweiligen Wochen.

Übung \ Woche	1	2	3	4	5	6	7	8
1								
2								
3								
4								

Koordination

Tragen Sie in der linken Spalte Ihre Koordinationsübungen ein. Rechts notieren Sie Ihre Fortschritte (Wiederholungen bzw. Zeiten) in den jeweiligen Wochen.

Übung \ Woche	1	2	3	4	5	6	7	8
1								
2								
3								
4								

Kraft

Tragen Sie in der linken Spalte Ihre Kräftigungsübungen ein. Rechts notieren Sie Ihre Fortschritte (Wiederholungen bzw. Zeiten) in den jeweiligen Wochen.

Übung / Woche	1	2	3	4	5	6	7	8
1								
2								
3								
4								

Neuer Stand nach 8 Wochen Training

Altes Alltagsziel: ______________________

☐ erreicht
☐ nicht erreicht

Neues Alltagsziel: ______________________

Aktueller Stand: ______________________

Was ist Ihr Alltagstraining? ______________

Wert beim Simple Shoulder Test
(Seite 60): ______________________

Im Optimalfall führen Sie jetzt auch die anderen Tests erneut durch und beginnen mit einem neuen Übungsplan.

Quellenverzeichnis

Bacon, K. L., LaValley, M. P., Jafarzadeh, S. R. & Felson, D. T. (2020). Does cartilage loss cause pain in osteoarthritis and if so, how much? Annals Of The Rheumatic Diseases, 79(8), 1105–1110. https://doi.org/10.1136/annrheumdis-2020-217363

Bäumler, H., Griefahn, A. & Zalpour, C. (2022). Der Return-to-Prozess für die obere Extremität – ein systematisches Review. Physikalische Medizin Rehabilitationsmedizin Kurortmedizin, 33(03), 137–148. https://doi.org/10.1055/a-1890-5231

Davis, A. M., Davis, K. D., Skou, S. T. & Roos, E. M. (2020). Why Is Exercise Effective in Reducing Pain in People with Osteoarthritis? Current Treatment Options in Rheumatology, 6(3), 146–159. https://doi.org/10.1007/s40674-020-00154-x

Deshpande, B. R., Katz, J. N., Solomon, D. H., Yelin, E. H., Hunter, D. J., Messier, S. P., Suter, L. G. & Losina, E. (2016). Number of Persons With Symptomatic Knee Osteoarthritis in the US: Impact of Race and Ethnicity, Age, Sex, and Obesity. Arthritis Care & Research, 68(12), 1743–1750. https://doi.org/10.1002/acr.22897

Duchesne, É., Dufresne, S. S. & Dumont, N. A. (2017). Impact of Inflammation and Anti-inflammatory Modalities on Skeletal Muscle Healing: From Fundamental Research to the Clinic. Physical Therapy, 97(8), 807–817. https://doi.org/10.1093/ptj/pzx056

Guzmán-Pavón, M. J., Cavero-Redondo, I., Martínez-Vizcaíno, V., Reina-Gutiérrez, S. & Álvarez-Bueno, C. (2020). Effect of Physical Exercise Programs on Myofascial Trigger Points–Related Dysfunctions: A Systematic Review and Meta-analysis. Pain Medicine, 21(11), 2986–2996. https://doi.org/10.1093/pm/pnaa253

Hotfiel, T., Freiwald, J., Hoppe, M., Lutter, C., Forst, R., Grim, C., Bloch, W., Hüttel, M. & Heiß, R. (2018). Advances in Delayed-Onset Muscle Soreness (DOMS): Part I: Pathogenesis and Diagnostics. Sportverletzung-sportschaden, 32(04), 243–250. https://doi.org/10.1055/a-0753-1884

Keller, M., Lenich, A., Saier, T. & Kurz, E. (2023). Zurück zum Wurfsport nach Verletzung und Überlastung an der oberen Extremität. Die Orthopädie, 52(5), 404–412. https://doi.org/10.1007/s00132-023-04375-5

Khazzam, M., Gee, A. O. & Pearl, M. L. (2020). Management of Glenohumeral Joint Osteoarthritis. Journal Of The American Academy Of Orthopaedic Surgeons, 28(19), 781–789. https://doi.org/10.5435/jaaos-d-20-00404

Klatte-Schulz, F., Thiele, K., Scheibel, M., Duda, G. N. & Wildemann, B. (2022). Subacromial Bursa: A Neglected Tissue Is Gaining More and More Attention in Clinical and Experimental Research. Cells, 11(4), 663. https://doi.org/10.3390/cells11040663

Lo, C. N., Van Griensven, H. & Lewis, J. (2023). Rotator cuff related shoulder pain: An update of potential pathoaetiological factors. The New Zealand Journal Of Physiotherapy, 50(2). https://doi.org/10.15619/nzjp/50.2.05

Lorenz, D., Bailey, L., Wilk, K. E., Mangine, R. E., Head, P., Grindstaff, T. L. & Morrison, S. (2021). Blood flow restriction training. Journal Of Athletic Training, 56(9), 937–944. https://doi.org/10.4085/418-20

Lu, W., Li, J., Tian, Y. & Lu, X. (2022). Effect of ischemic compression on myofascial pain syndrome: a systematic review and meta-analysis. Chiropractic & Manual Therapies, 30(1). https://doi.org/10.1186/s12998-022-00441-5

McClure, P. & Michener, L. A. (2015). Staged Approach for Rehabilitation Classification: Shoulder Disorders (STAR–Shoulder). Physical Therapy, 95(5), 791–800. https://doi.org/10.2522/ptj.20140156

Metsios, G. S., Moe, R. H. & Kitas, G. D. (2020). Exercise and inflammation. Best Practice & Research Clinical Rheumatology, 34(2), 101504. https://doi.org/10.1016/j.berh.2020.101504

Meyer, M., Meinicke, M. & Schenkel, A. (2023). Krankheitsbedingte Fehlzeiten in der deutschen Wirtschaft im Jahr 2022. In Springer eBooks (S. 435–520). https://doi.org/10.1007/978-3-662-67514-4_29

Murphy, R. & Bintcliffe, F. (2023). Ask the expert: assessment of shoulder pain in primary care. The BMJ, p1255. https://doi.org/10.1136/bmj.p1255

NICE (2022). Osteoarthritis in over 16s: diagnosis and management. https://www.nice.org.uk/guidance/ng226

Powell, J. (2023). The clinical presentation that shall not be named. https://www.shoulderphysio.com/blog/the-clinical-presentation-that-shall-not-be-named

Richardson, E., Lewis, J., Gibson, J., Morgan, C. L., Halaki, M., Ginn, K. A. & Yeowell, G. (2020). Role of the kinetic chain in shoulder rehabilitation: does incorporating the trunk and lower limb into shoulder exercise regimes influence shoulder muscle recruitment patterns? Systematic review of electromyography studies. BMJ Open Sport & Exercise Medicine, 6(1), e000683. https://doi.org/10.1136/bmjsem-2019-000683

Schwartzberg, R., Reuss, B. L., Burkhart, B. G., Butterfield, M., Wu, J. Y. & McLean, K. W. (2016). High Prevalence of Superior Labral Tears Diagnosed by MRI in Middle-Aged Patients With Asymptomatic Shoulders. Orthopaedic Journal Of Sports Medicine, 4(1), 232596711562321. https://doi.org/10.1177/2325967115623212

Singh, H., Mehta, S. S. & Pandey, R. (2014). A preoperative scoring system to select patients for arthroscopic subacromial decompression. Journal Of Shoulder And Elbow Surgery, 23(9), 1251–1256. https://doi.org/10.1016/j.jse.2014.05.030

Steinmetz, J. D., Culbreth, G. T., Haile, L. M., Rafferty, Q., Lo, J., Fukutaki, K., Cruz, J. A., Smith, A. E., Vollset, S. E., Brooks, P., Cross, M., Woolf, A. D., Hagins, H., Abbasi-Kangevari, M., Abedi, A., Ackerman, I. N., Amu, H., Antony, B., Arabloo, J., Lucchetti, G. (2023). Global, regional, and national burden of osteoarthritis, 1990–2020 and projections to 2050: a systematic analysis for the Global Burden of Disease Study 2021. The Lancet Rheumatology, 5(9), e508–e522. https://doi.org/10.1016/s2665-9913(23)00163-7

Sutor, V. & Bumb, T. (2023). Der kleine Arthrose-Coach: 40 einfache Übungen für schmerzfreie Gelenke.

Techniker Krankenkasse (2022). Beweg dich, Deutschland! https://www.tk.de/resource/blob/2033598/9f2d920e270b7034df3239cbf1c2a1eb/beweg-dich-deutschland-data.pdf

Thomas, E., Bianco, A., Paoli, A. & Palma, A. (2018). The Relation Between Stretching Typology and Stretching Duration: The Effects on Range of Motion. International Journal Of Sports Medicine, 39(04), 243–254. https://doi.org/10.1055/s-0044-101146

VBG (2022). Return-to-Competition. Testmanual zur Beurteilung der Spielfähigkeit nach akuter Verletzung der Schulter

Wright, A. A., Hegedus, E. J., Tarara, D. T., Ray, S. C. & Dischiavi, S. L. (2017b). Exercise prescription for overhead athletes with shoulder pathology: a systematic review with best evidence synthesis. British Journal Of Sports Medicine, 52(4), 231–237. https://doi.org/10.1136/bjsports-2016-096915

Stichwortverzeichnis

Empfehlungen von Volker Sutor und Saskia Kayser

www.retrainpain.org

Auf der Seite der Non-Profit-Organisation RetrainPain sind mehrere einfache Präsentationen zu finden, welche die Problematik akuter und chronischer Schmerzen erklären.

Schulterpräventionskurs:

Bibliografische Information der Deutschen Nationalbibliothek
Die Deutsche Nationalbibliothek verzeichnet diese Publikation in der Deutschen Nationalbibliografie; detaillierte bibliografische Daten sind im Internet über http://dnb.d-nb.de abrufbar.

Programmplanung: Celestina Filbrandt
Redaktion: Annette Gillich-Beltz
Bildredaktion: Marie Crämer
Covergestaltung: © Thieme
Layout: CYCLUS · Visuelle Kommunikation, Stuttgart

Bildnachweis
Covermotiv und Bild S. 3: © H. Münch/Thieme (Foto), Susi Schaaf (Zeichnung)
Autorenfotos und Fotos im Innenteil: © H. Münch/Thieme
Die abgebildeten Personen haben in keiner Weise etwas mit dem Thema zu tun.
Zeichnungen: S. 28, 32, 38 sowie Coach-Figuren Susi Schaaf, Bellheim

1. Auflage 2025

TRIAS Verlag in Georg Thieme Verlag KG
Rüdigerstraße 14, 70469 Stuttgart, Germany
www.trias-verlag.de

Printed in Germany

Satz: Reemers Publishing Services GmbH, Krefeld
Druck: AZ Druck und Datentechnik GmbH, Kempten

Gedruckt auf chlorfrei gebleichtem Papier

ISBN 978-3-432-11887-1
Auch erhältlich als E-Book:
eISBN (ePub) 978-3-432-11888-8

1 2 3 4 5 6

Thieme Publikationen streben nach einer fachlich korrekten und unmissverständlichen Sprache. Dabei lehnt Thieme jeden Sprachgebrauch ab, der Menschen beleidigt oder diskriminiert, beispielsweise aufgrund einer Herkunft, Behinderung oder eines Geschlechts. Thieme wendet sich zudem gleichermaßen an Menschen jeder Geschlechtsidentität. Die Thieme Rechtschreibkonvention nennt Autor*innen mittlerweile konkrete Beispiele, wie sie alle Lesenden gleichberechtigt ansprechen können. Die Ansprache aller Menschen ist ausdrücklich auch dort intendiert, wo im Text (etwa aus Gründen der Leseleichtigkeit, des Text-Umfangs oder des situativen Stil-Empfindens) z. B. nur ein generisches Maskulinum verwendet wird.

Datenschutz
Wo datenschutzrechtlich erforderlich, wurden die Namen und weitere Daten von Personen redaktionell verändert (Tarnnamen). Dies ist grundsätzlich der Fall bei Patient*innen, ihren Angehörigen und Freund*innen, z.T. auch bei weiteren Personen, die z. B. in die Behandlung von Patient*innen eingebunden sind.

FSC www.fsc.org
MIX
Papier | Fördert gute Waldnutzung
FSC® C008457

Unsere Umwelt ist uns wichtig!
Papier aus nachhaltigen und kontrollierten Quellen
Druck in Deutschland mit kurzen Lieferwegen
Druckereien mit hohen Ansprüchen an Ökologie